Marina Grün

Ingrid Kunze

ISMAKOGIE
DER WEG ZUR GESUNDHEIT, NATÜRLICHEN SCHÖNHEIT UND HARMONIE

Naturgesetzliche Bewegungslehre

entwickelt von
Professor Anne SEIDEL

2., erweiterte Auflage

1988

VERLAG WILHELM MAUDRICH
WIEN – MÜNCHEN – BERN

Copyright 1988 by Verlag für medizinische Wissenschaften Wilhelm Maudrich, Wien
Printed in Austria

Alle Rechte, insbesondere das Recht der Vervielfältigung und Verbreitung sowie der Übersetzung in fremde Sprachen, vorbehalten. Kein Teil des Werkes darf in irgendeiner Form (durch Photokopie, Mikrofilm oder ein anderes Verfahren) ohne schriftliche Genehmigung des Verlages reproduziert oder unter Verwendung elektronischer Systeme verarbeitet, vervielfältigt oder verbreitet werden.

All rights reserved (including those of translation into foreign languages). No part of this book may be reproduced in any form – by photoprint, microfilm, or any other means – nor transmitted or translated into a machine language without written permission from the publishers.

Geschützte Warennamen (Warenzeichen) werden nicht besonders kenntlich gemacht. Aus dem Fehlen eines solchen Hinweises kann also nicht geschlossen werden, daß es sich um einen freien Warennamen handle.

Umschlaggestaltung und Zeichnungen: Walter Oberroither, Wien.

Filmsatz und Offsetdruck: Ferdinand Berger & Söhne Gesellschaft m. b. H.,
3580 Horn, Wiener Straße 80

ISBN 3-85175-485-9

Inhaltsverzeichnis

Vorwort	1
Einleitung	3
1. Kapitel: Wer ist Anne Seidel?	5
2. Kapitel: Das Schöne ist ein Urphänomen	12
3. Kapitel: Bewegung ist das Symbol des Seins	15
4. Kapitel: Die Mimik	19
5. Kapitel: Körper – Seele – Geist, bestimme Dich aus Dir selbst	22
6. Kapitel: Unser Problem ist nicht die Technik, sondern das Herz	25
7. Kapitel: Ismakogie – Jungbrunnen des 20. Jahrhunderts	32
8. Kapitel: Ismakogie – Ein Weg zur Quelle der Freude	35
9. Kapitel: Der beruhigte Mensch in der gestörten Umwelt	38
10. Kapitel: Ismakogie für die gravide Frau und junge Mutter	46
11. Kapitel: Dein Auftrag des Schöpfers ist es, Frau zu sein – versuche das Beste daraus zu machen	50
Adam im Spiegel der Ismakogie	64
12. Kapitel: Der Sinn des Lebens	65
13. Kapitel: Wer bessere Wirkungen erzielen will, muß bessere Ursachen setzen: Ismakogie – die Bewegungslehre des Neuen Zeitalters	70
14. Kapitel: **Übungsanleitungen**	72
Körper-Seele-Geist von A bis Z	87
Fußnotenverzeichnis	230
Literaturübersicht	234

> *Ismakogie verlangt
> Selbsterkennen und Selbstführung
> im einheitlichen Sinn.*
>
> Professor Anne SEIDEL

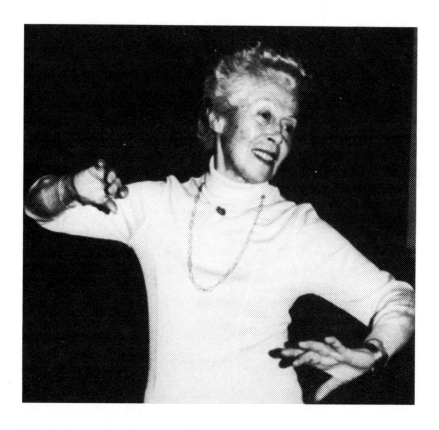

*Wer andere erkennt, ist gelehrt.
Wer sich selbst erkennt, ist weise.
Wer andere besiegt, hat Muskelkräfte.
Wer sich selbst besiegt, ist stark.
Wer zufrieden ist, ist reich.
Wer seine Mitte nicht verliert,
der dauert.*

LAOTSE

Vorwort

Ich nehme gerne die Einladung der Autorin dieses Buches an, einige Worte der Erinnerung an meine Kontakte mit Frau Anne SEIDEL niederzuschreiben.

Während meiner Dozentenzeit in Wien kam einmal eine dem Jungmädchenalter schon entwachsene, gut aussehende Dame zu mir und fragte mich, ob sie meine Vorlesungen für Physikotherapeutinnen frequentieren könne. Ich sagte ihr gerne zu, und Frau Anne SEIDEL besuchte dann einige Jahre hindurch diesen Vorlesungszyklus, später auch andere Vorlesungen. Ihre konzentrierte Mitarbeit fiel bald auf. Oft suchte sie mich nach meinen Vorlesungen auf, um Fragen zu stellen. Ich diskutierte mit ihr sehr gern, da die Gespräche sehr anregend waren und da ich merkte, wie aufgeschlossen sie meinem Anliegen gegenüber war, Systeme der Anatomie jeweils in großen Zusammenhängen zu betrachten und die Augen für viele Wechselbeziehungen offenzuhalten, die zwischen den Teilen unseres Körpers bestehen. Sie präsentierte mir nicht nur interessante Fragen, sondern hatte auch immer interessante Anregungen parat, die sie aus ihrem Beobachtungsgut und aus ihren Erfahrungen der täglichen kosmetischen Praxis schöpfte.

Ihre Kosmetik ging weit über das hinaus, was man sonst unter diesem Begriff versteht. Sie erdachte sich eine Unzahl von Muskelübungen, die bei ihren Klienten erfolgreich eingesetzt wurden, und baute ihre Programme auf Überlegungen auf, die sie dem Wissensgut entnahm, das sie in den Vorlesungen über Anatomie und Physiologie zusammentrug. Es blieb aber nicht nur bei Übungsprogrammen, vielmehr machte sie ihren Klienten klar, wie sehr jeder Erfolg von der Grundeinstellung zur Umwelt und zu sich selbst abhängt und wie bedeutsam innere Gelöstheit für äußeres Aussehen und für die Ästhetik des Bewegungsablaufes ist. So überrascht es nicht, daß Frau SEIDEL ihren Klienten stets auch mit Lebensweisheiten psychologischer und philosophischer

Natur aufzuwarten hat, die Hinweise enthalten, was man selbst zu solcher Gelöstheit beitragen kann.
Möge ihr Erfahrungsschatz möglichst vielen daran Interessierten zugute kommen.

Zürich, im Mai 1985
Prof. Dr. med. Wolfgang ZENKER
Anatomisches Institut
der Universität Zürich

Vorwort zur zweiten Auflage

Jede Neuauflage ist ein Ereignis, das Autor und Verlag freudig stimmt.
Diese 2. Auflage wurde nicht nur von mir, sondern auch vom graphischen Gestalter des Buches überarbeitet und erweitert. Im speziellen wurde das Kapitel 11 mit dem Beitrag ADAM (= Mann) ergänzt, Kapitel 9 und 14 sowie das Literaturverzeichnis wurden erweitert.
Mein Dank gilt nicht nur den schon in der 1. Auflage erwähnten Personen, sondern auch dem Verlag MAUDRICH für seine Bemühungen.

Wien, im Juli 1988
Ingrid KUNZE

Die Idee, dieses Buch zu schreiben, erwuchs aus dem Gefühl, das auch Frau Professor Anne SEIDEL immer wieder zum Ausdruck bringt:

„Wenn man sich erst einmal mit dem Wunder Mensch auseinandersetzt, läßt einen dieses nicht mehr los."

Einleitung

Panta rhei = alles fließt! – Dem Philosophen HERAKLIT verdanken wir die Erkenntnis dieser einfachen Formel.
Das Wissen um die Allheit des Lebens erfüllt uns mit Zuversicht und Kraft. Wenn wir es „fließen = geschehen" lassen, verbinden wir uns durch unsere Gedanken mit dem göttlichen Lebensprinzip selbst, das im kleinsten Teilchen eines Atoms wie in den größten Sternengebilden des Kosmos mit unerschöpflicher Energie alles in Bewegung hält.

*Der Gedanken liebevolles Schwingen
überspannt die Sternenweiten.
Fühle, wie sie Dich durchdringen
und zu hohem Ziel geleiten!*

In diesem Sinne geht mein innigster Dank an Frau Professor Anne SEIDEL, der dieses Buch gewidmet sei.
Herzlichen Dank möchte ich auch Frau Eleonore TRITTENWEIN sagen, die mich zur Ismakogie geführt hat. Tiefe Verbundenheit empfinde ich für meine Mutter, ohne die ich nicht geboren wäre. Frau Dr. Maria CZELECHOVSKY, Wien, danke ich für ihre beratende Tätigkeit.
Ismakogie ist eine lebendige Lehre.
Alle, die sich mit Ismakogie beschäftigen, werden dafür Sorge tragen, daß sie weiterverbreitet und weiterentwickelt wird.

Ingrid KUNZE

Wien, im Herbst 1985

1. Kapitel

Wer ist Anne Seidel?

Man schreibt die Jahrhundertwende! Wien war glanzvolle Metropole der Vielvölker-Monarchie. In dieser Zeit wurde dem Ehepaar Vseticka das einzige Kind Anna geboren. Der bürgerliche Wohlstand ermöglichte Anna eine unbeschwerte Kindheit. Auch für das spätere Leben waren die besten Voraussetzungen gegeben; die Zukunft konnte eine glückliche, sorglose werden.

Der 1. Weltkrieg mit seinem unseligen Ende, die nachfolgende Inflation zerschlugen allerdings alle Vorstellungen. Alles Geplante, die Wunschträume des jungen Mädchens konnten dadurch nicht realisiert werden.

Die allgemeine Armut, die sich infolge der Zeitereignisse einstellte, trug man nicht zur Schau. Dem Wunsche Annas, eine höhere Schule zu besuchen, standen materielle Schwierigkeiten gegenüber. An ein Studium war nicht zu denken. Dennoch wollte Frau Vseticka ihrem Kind eine Möglichkeit bieten, sich eine fundierte Ausbildung anzueignen. In dem Bemühen, dieser in irgendeiner Form gerecht zu werden, arrangierte sie Gesellschaften, zu denen Künstler, Wissenschaftler und Philosophen eingeladen wurden. Annas Gespräche mit den Gästen bereicherten und vermittelten ein allgemeines Wissen auf den verschiedensten Gebieten.

Von Jugend an faszinierten Anna die Natur und die Zusammenhänge mit dem menschlichen Leben. Sie war passionierte Bergsteigerin, sammelte Steine, malte, zeichnete und liebte klassische Musik.

Das Leben mit und in der Natur bzw. die Naturverbundenheit vertiefte sich noch mehr während der zweiten Ehe mit einem Forstingenieur. Diese glücklichen Jahre an der Seite des Partners waren vielleicht zu beglückend und sorglos, um ein langes Leben zu bestehen.

Jeder Tag ist ein neuer Anfang.

T. S. Eliot

In den Jahren nach dem 2. Weltkrieg stand Anne Seidel vor der Situation, ein völlig neues Leben zu beginnen: einen Beruf zu ergreifen. Vor allem mußte sie nun allein für ihre zwei unversorgten Kinder aufkommen. Neubeginn, Neuaufbau!

Dieses Schicksal traf unzählige Menschen in jenen Nachkriegsjahren. Welcher Beruf konnte Leere und Trauer, die Gleichgültigkeit und Selbstvernachlässigung überwinden?

Die Entscheidung für den Beruf der Kosmetikerin basierte auf einem gesunden, natürlichen Schönheitsempfinden, dem Interesse in medizinischer Richtung, den Kenntnissen in der Pharmazie und nicht zuletzt auf jenem Naturverbundensein, das zu ihrem Leben einfach dazu gehört. Aus dem Beruf – anfangs eine existentielle Notwendigkeit – wurde eine Berufung...

Kosmetikerin sein, das bedeutete für sie, den Menschen als eine Einheit[1] zu sehen. Sie sah ihre Aufgabe nicht nur in der Pflege der Hülle (= Haut). Sie suchte nach neuen Wegen auf den Spuren der allumfassenden Ordnung: Einer Kosmetik[2], die „tiefgreifend" Ordnung schafft und den Menschen[3] als Mikrokosmos[4] sieht, der sich nach den Gesetzen der Natur in das Geschehen im Kosmos[4a] eingliedern muß.

So begann sie, noch stärker zu beobachten.

Bei der Behandlung einer Kundin fiel ihr auf, daß die Falten an der Wangenpartie beim Liegen anders sichtbar wurden als nach Beendigung der Gesichtsbehandlung, wenn sie die Haut der Dame im Stehen genau betrachtete.

Da mußte es doch möglich sein, eine echte Hilfe zu finden!

Was war der Grund dafür?

Auch die Grundlage ihrer fundierten kosmetischen Ausbildung konnte dieses Rätsel nicht lösen. So begann sie mit dem Studium der Anatomie[5]. Am Wiener Anatomischen Institut besuchte sie

---

[1] ff – Siehe Fußnotenverzeichnis S. 216 ff.

viele Jahre bei Prof. ZENKER Vorlesungen, studierte Muskeldiagramme mit der gleichen Leidenschaft wie andere Menschen ihre Kontoauszüge. Muskeln und ihre Funktionen beherrschen seither Anne SEIDELS Leben.

Anne SEIDEL begriff die komplexe Muskelkette im Menschen; jede falsche Führung wird unweigerlich bis ins Gesicht weitergeleitet. Was immer geschieht, das Gesicht macht mit, was der Körper vollzieht!

Je mehr wir auf eigenen Füßen stehen und selbständig denken, fühlen und handeln, desto mehr gliedern wir uns in das ganze Weltall ein.

OMAN [6])

Jeder Versuch bestätigte erneut, daß guter „Bodenkontakt" [7]) einerseits, funktionstüchtige Fußmuskeln andererseits die Voraussetzung für die „ideale" Informationswelle nach „oben", bis zur Gesichtsmuskulatur, darstellen. Darüberhinaus läßt sich feststellen, daß die natürliche Harmonie der muskulären Schwingungsrhythmik zur „Urbewegung" [8]) im menschlichen Körper zurückführt; dies gilt vom Säuglingsalter bis zur letzten Lebensstunde. All das war beweisbar, kontrollierbar und nachvollziehbar!

Aus diesen Erfahrungen entwickelte sich für Anne SEIDEL die Kosmetik im ureigensten Sinne.

Es entstand eine naturgesetzliche Bewegungs- und Haltungslehre:

    I Physiologische IDEALE
    S SCHWINGUNGSRHYTHMIK S = Seidel
   M aller beeinflußbaren MUSKELN
   A im ALLTAGSLEBEN A = Anne
   K nach erkennbaren KÖRPEREIGENEN
   O ORDNUNGSGESETZEN
 GIE Endsilbe für LEHRE

Das Symbol, bestehend aus 2 Ellipsen und einem Kreis, stellt einen quergestreiften Muskel dar.

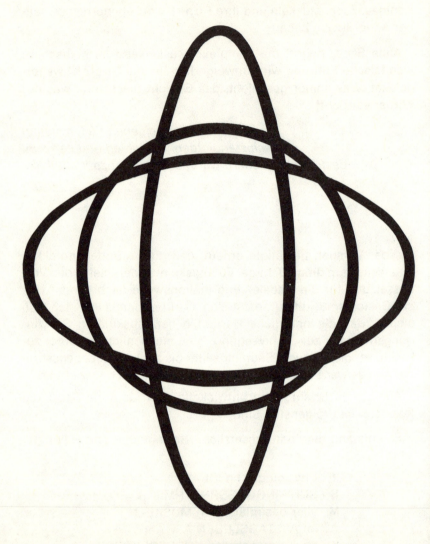

SCHWINGUNGSWECHSEL
Vertikale (blaue) Ellipse = **Längsspannung**
Muskel-Zug zur optimalen Höhe
Horizontale (rote) Ellipse = **Querspannung**
Kreis = **Ruhespannung**

*Selbst ein Weg von tausend Meilen
beginnt mit einem Schritt.*
Japanische Weisheit

Als Anne Seidel zum ersten Mal vor einem kleinen Kreis das Ergebnis bzw. die Auswertung ihrer Studien präsentierte, nahm man dies mit größtem Interesse auf. Man war sich aber auch dessen bewußt, daß Ismakogie der Weg zur Schönheit durch eigene Mitarbeit ist.

Anläßlich eines Kosmetikkongresses in Venedig – Ende der fünfziger Jahre – trat Anne Seidel aus ihrer Anonymität heraus und sprach vor einem internationalen Forum über ihre neue Lehre, die in der Kosmetik bahnbrechend wurde.

Der „Prix d'Esthetique" in Gold war nicht nur eine Auszeichnung, auf die sie sehr stolz sein durfte, er war auch Ansporn, noch intensiver weiterzuarbeiten: Gespräche mit Fachleuten, Vorträge im In- und Ausland, Diskussionen mit Interessierten, praktische Auswertung bei kosmetischen Beratungen und immer wieder weiteres Studium der Anatomie!

Ismakogie wurde allmählich in Fachkreisen zu einem Begriff; aber auch für jeden, der sich dafür interessierte.

Anne Seidels Vorträge an den Volkshochschulen in Wien sorgten für die Verbreitung ihrer naturgesetzlichen Bewegungslehre. Sie ist die erste Kosmetikerin, die dem Ursprung der Fehlfunktionen nachging, die die An- und Verwendung verschiedener Muskeln bis zu ihrer Inaktivität erkannte. Sie fand bestätigt, daß die Schönheit, Aussagevielfalt und Aussagekraft des Gesichtes nicht ausschließlich von der Pflege der Haut bestimmt werden können, sondern daß der effektive langzeitliche kosmetische Erfolg vor allem auf der menschlichen Einheit beruht.

> *Fürchte Dich nicht vor dem langsamen Vorwärtsgehen,
> fürchte Dich nur vor dem Stehenbleiben.*
>
> Chinesische Weisheit

Und es ging vorwärts...

1978 erhielt Anne S<small>EIDEL</small> eine ehrenvolle Auszeichnung der Republik Österreich: **Frau Professor**.

Im April 1984 wurde sie erneut ausgezeichnet: Für ihre Verdienste um die Republik Österreich wurde ihr das **Österreichische Ehrenkreuz für Wissenschaft und Kunst** überreicht.

Krönung ihrer Arbeit und ihres Lebens in einem Alter, in dem sich andere schon längst zur Ruhe gesetzt haben oder in sog. Beschaulichkeit leben!

Anne S<small>EIDEL</small> lebt **mit der und für die Ismakogie!** Bescheiden, gütig, mütterlich!

Die Vorstellungen, die wir vom Alter haben, sind Zerrbilder von dem, was das Alter sein könnte und sollte; das wird hier deutlich unter Beweis gestellt.

Das Alter ist das Spiegelbild der Lebensführung eines Menschen. Anne S<small>EIDEL</small> ist die beste Referenz für ihre Methode und beweist, daß Alter zwar ein natürlicher Prozeß, aber vor allem eine Sache der Einstellung und Selbstdisziplin ist. Aktivität kennt **kein Alter.** Wenn Ismakogie neben dem Einmaleins in der Schule gelehrt wird, wenn jeder – ob jung oder alt – Ismakogie in sein Alltagsleben einbezogen hat, wenn Ismakogie überhaupt Allgemeingut geworden ist, dann hat sich das Lebenswerk dieser Frau erfüllt.

Ismakogie wurde von Anne S<small>EIDEL</small> für Menschen geschaffen, die den Sinn des Lebens, der Evolution[9] erkennen und verstehen: **Sich weiterentwickeln, sich vervollkommnen!**

Das ist der eigentliche Auftrag des Schöpfers an uns.

Alles Leben sucht das „Vollkommene" in Form, Schönheit, Gestalt, Gedanken, Worten und Werken.

Are W<small>AERLAND</small> [9a])

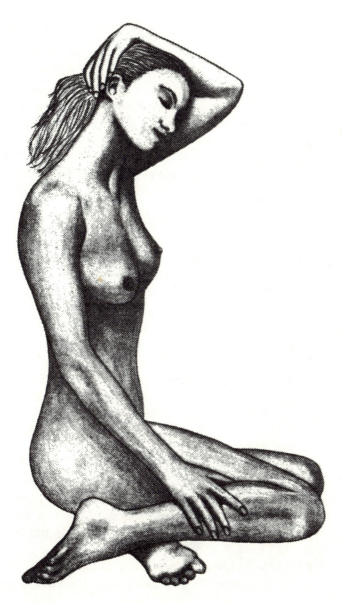

2. Kapitel

Das Schöne ist ein Urphänomen

Das Schöne ist ein Urphänomen.

J. W. v. GOETHE

Funde in Höhlen und Gräbern aus der Steinzeit beweisen, daß man sich schon damals kosmetischer Hilfsmittel bediente. Ebenso bezeugen Funde in den Kammern der Königsgräber und in den Pyramiden, daß die Frau im alten Ägypten sehr auf Schönheitspflege bedacht war. Ihre kosmetischen Geräte und andere Utensilien finden noch heute, wenn auch in veränderter, verbesserter Form, Verwendung. Kaiserin Popäa[10]), die zweite Gattin Neros, war bekannt durch ihre schönheitspflegenden Bäder in Eselmilch; sie war übrigens die erste Verfasserin einer Kosmetikfibel.

Gesunderhaltung des Körpers und Korrektur körperlicher Mängel gehören seit eh und je in das Aufgabengebiet der Schönheitspflege. Kosmetik bedeutet also nicht nur „sich zu schminken".

Durch das Erkennen der Naturgesetze im allgemeinen (Bewegung, Schlaf, Sauerstoff, Licht, atmungsaktive Kleidung, natürliche Ernährung) sind die Zusammenhänge Gesundheit = Schönheit zu einem Begriff geworden. In dieser Behandlung des menschlichen Körpers als Ganzes, im Sinne der „äußeren Hülle", wird die Einheit Körper–Seele–Geist in die Methode einbezogen.

„Das wahre Geheimnis des Lebens liegt im Suchen nach der Schönheit", sagt Oscar WILDE[11]), *„Objekte sind bloße Abbilder eines Urbildes, einer Idee!"*

Durch jede Freude über das Schöne sammeln wir Funken des Lichtes, und so bringt uns Schönheit Licht! Schönheit hat zu allen Zeiten den Menschen bewegt und berührt, erschüttert und erbaut.

In der Antike verherrlichte man die Schönheit in göttlichem Kult. Was Hathor[12]) den alten Ägyptern, war Aphrodite[13]) den Griechen und Venus[14]) den Römern.

Die Frage „Was ist schön?" (= aus dem Altdeutschen: Wertqualität) hat die Philosophen[15]) aller Zeiten und Denkrichtungen beschäftigt. Die Erkenntnisse und Dogmen der alten Griechen wurden zur Grundlage aller späteren Schönheitsbegriffe und Auslegungen.

Die Theorie der griechischen Denker realisierte sich in den Werken der griechischen Künstler; was sie schufen war „ästhetisch". Aber der griechische Begriff „Ästhetik"[16]) bedeutete ursprünglich die „Lehre von der sinnlichen Erkenntnis". Erst die Philosophen des 18. Jhs. erklärten die Ästhetik zur „Wissenschaft des Schönen".

Von HERAKLIT[17]), dem griechischen Philosophen aus Ephesos, sind Schriften „über das Wesen der Schönheit" bekannt. PLATON[18]) verkündete in seiner Ideenlehre, daß ... „das Schöne" unabänderlich sei:

„Es gibt in Wirklichkeit nur eine Schönheit, die sich in verschiedener Weise äußert, je nach Bedeutung in bestimmten Gesetzlichkeiten. Alle Objekte sind bloße Abbilder eines Urbildes, einer Idee..."

POLYKLET[19]), der Bildhauer, begründete Schönheit auf den nach Maß und Zahl geordneten Formverhältnissen, und ARISTOTELES[20]) vermittelte praktische Angaben über die Form des Schönen, wie Präzision, Symmetrie und Koordination. PYTHAGORAS[21]), der große Denker und Mathematiker, ergänzte jedoch: der breiteste Ausdruck des Schönen ist die Harmonie. Sie ist die Einheit der Mannigfaltigkeit und Einordnung der Verschiedenartigkeit. Harmonie, eine Urempfindung, ein Element des Schönen, offenbart sich in der Einheit des Göttlichen, in der Vielfältigkeit der Natur und der Mannigfaltigkeit eines Objektes. Dieser Einklang ist es, der uns immer wieder fasziniert, in der Kunst wie im Schönheitserlebnis selbst. Lassen wir uns von der Überlegung leiten, daß in allem Schönen etwas Göttliches ruht!

Die Ausgeglichenheit der Maße und das harmonische Zusammenspiel aller Muskeln prägen den Einklang, der den menschlichen Körper an sich schön erscheinen läßt. Die Harmonie des menschlichen Körpers beeindruckt den Ästheten. Der Einklang von Körper, Seele und Geist bestimmt die Faszination des Individuums. Was uns Kulturvölkern durch psychologische Erkenntnisse erst wieder bewußt gemacht werden muß, ist bei den Naturvölkern als unbewußtes Erleben wahrnehmbar. Es gibt noch Naturvölker, die nahezu unberührt von jeglicher Zivilisation leben. Was uns bei diesen besonders berührt, ist die natürliche Schönheit dieser Menschen; die unbewußte, aber perfekte Muskelkoordination zeichnet sich durch natürliche Anmut aus. Alle Sinne dieser mit der Natur tief verbundenen Volksstämme sind hoch entwickelt – aber sie begreifen und erfassen die Dinge noch im ursprünglichen Sinn der Worte. Ihre Schönheit zu betonen, durch Schminke oder durch Schmuck, ist Ausdruck unmittelbarer Sinnesfreude. Durch die Zivilisation hat der Mensch den Sinn für Kultur verloren. Kultur bedeutet Zusammenarbeit und Einvernehmen mit der Natur, Vollendung aller seiner Bestrebungen, Harmonie im Dasein, Frieden mit der Erde, Frieden mit den Tieren, Frieden der Menschen untereinander und Frieden mit Gott.

Wenn also die Schönheit in der menschlichen Gestalt ihre Vollendung erreicht, so steht jegliche Frage nach dem Göttlichen außer Zweifel. Wenn ROUSSEAU[22] erkannte, „schön ist, was uns gefällt", so ist dies zwar ein generelles, aber auch subjektives Wertmaß; wenn Schönheit auch nach altgriechischer Philosophie meßbar, also objektiv ist. Trotzdem ist Schönheit etwas sehr Subjektives. Jeder Mensch ist schön – schön durch die Harmonie der Erscheinung, durch die Anmut der Persönlichkeit.

„Anmut", sagt SCHILLER[23] in seinen Schriften über „Anmut und Würde", „ist Ausdruck einer schönen Seele".

Dementsprechend gleicht die Natur aus. Ein häßlicher Mensch fasziniert oft – im Sinne Schillers – durch seine anmutige Ausstrahlung.

Der Wunsch, sich zu verschönern, ist menschliche Eigenart. Verhaltensforscher behaupten, wir hätten so manches von der Natur abgeschaut. Alles in der Natur ist majestätisch, maßvoll, beherrscht. Denken wir daran, wie leise sich Tiere bewegen, wie die Vögel fliegen, das Eichhörnchen von Ast zu Ast springt, der Fuchs sich durchs Gebüsch schleicht. Alle sind auf ihre Arbeit konzentriert und auf die größte Aufgabe von allen: zu leben.

Sind nicht Ruhe und Rhythmik im Spiel der Wogen? Berührt uns nicht ein in Gold glänzendes Kornfeld mit Freude? Kehrt nicht bei dessen Anblick tiefer Frieden in uns ein?

Welcher Gegensatz zwischen der Stille der Natur und der Unruhe der Menschen!

3. Kapitel

Bewegung ist das Symbol des Seins

Anmut ist bewegliche Schönheit.

F. von SCHILLER

Die Eigenart des Menschen wird nicht allein von den Besonderheiten der Körperhaltung bestimmt – vielmehr durch die innere Haltung.

Der Wissenschaftler und Arzt Ernst KRETSCHMER hat aufgrund seiner Beobachtungen festgestellt, daß es verschiedene Typen von Menschen gibt, die entsprechend behandelt werden sollen und müssen. Das sind die sogenannten Konstitutionstypen. Sie treten uns nur selten in „reiner" Form gegenüber, aber gemeinsame Eigenschaften charakterisieren sie.

Unter Konstitution versteht man im allgemeinen die Gesamtheit aller charakterlichen und individuellen Eigenschaften, die primär auf Vererbung beruhen (E. KRETSCHMER).
Dazu kommen durch äußere Reize bedingte Modifikationen der Erbanlagen. Charaktereigenschaften sind alle affektiv-willensmäßigen Reaktionsmöglichkeiten, wie sie im Laufe des Lebens aus Erziehung und Erlebnissen bzw. Umwelteinflüssen entstanden sind. KRETSCHMER hat drei Konstitutionstypen festgestellt, die körperlich und seelisch differieren:

Der LEPTOSOME ist schlank, hat geringes „Dicken"-Wachstum bei großer Länge. Er ist groß, hager, sehnig. Frauen dieses Typs sind meist kleinwüchsig. Das Gesicht der Leptosomen ist schmal, die große Nase springt vor. Das Winkelprofil ist typisch. Die Leptosomen sind meist ungesellig, still, humorlos, schüchtern, empfindlich und kühl zugleich.

Der PYKNIKER ist mittelgroß, hat eine große Rumpf-Fülle bei verhältnismäßig schlanken Gliedmaßen. Das Gesicht ist breit und weich, der Hals kurz und breit. Der Pykniker ist unkompliziert, natürlich und unverstellt, gesellig, gutherzig und humorvoll.

Beim ATHLETISCHEN TYP sind Skelett, Muskeln und Haut stark entwickelt. Die Schultern sind breit-ausladend, das Becken erscheint daneben fast schlank. Der hohe Kopf steht auf hohem Hals, Gebärden und Gang sind langsam, bedächtig, manchmal schwerfällig und plump. Diese Menschen sind wortkarg, sprechen schlicht, manchmal stockend.

Daß bei diesen drei Typen Muskelkraft und -spiel voneinander verschieden sind, liegt auf der Hand.

*Der aufrechte Mensch,
durchströmt von der Leuchtkraft der Sonne
und angezogen von der Erde.*

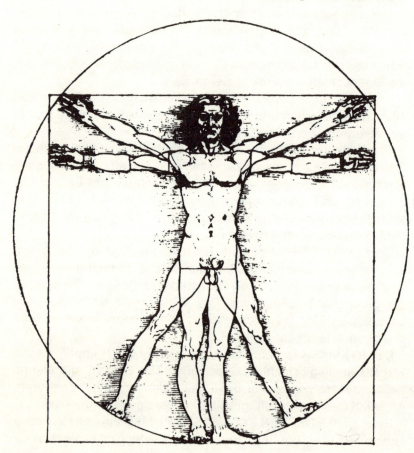

Am Anfang und am Ende jeder Bewegung steht die Haltung. Ihr Wesen ist „zweckvolles Gleichgewicht". Die Haltung, ganz besonders unsere aufrechte Haltung, ist stets eine Auseinandersetzung mit Widerständen. Jede Haltung fordert wieder den Einsatz verschiedener Muskeln bzw. Muskelketten.

Die Muskeln unseres Bewegungsapparates sind quergestreift; sie werden vom Willen – vom Gehirn – bewußt erregt. Die Fähigkeit der Muskelfasern und damit des ganzen Muskels, sich zusammenzuziehen, beruht auf den Fasern/Fibrillen, die quergestreift sind. Die Kontraktion der Muskeln beruht auf chemischen Veränderungen der Muskelsubstanz. Die Arbeit der Muskeln ist nur durch die enge Beziehung zum Bindegewebe möglich.

Wer zweifelt noch an der einmaligen Großartigkeit des menschlichen Körpers, den wir so oft durch Unvernunft mißbrauchen? Und immer wieder läßt sich erkennen, daß jedes Teilchen zu einem großen Ganzen gehört.

Bewegung ist das Symbol des Seins!

Alles Leben ist Bewegung – Stillstand bedeutet Tod. Das einzellige Lebewesen hat ebenso Eigenbewegungen wie der Stein, den wir als „tote"Materie abtun, das „stehende" Gewässer, über sich kaum sichtbar winzige Wellen kräuseln, das „bewegungslos" verharrende Tier, das nichts anderes als seine Muskeln unter absoluter Kontrolle hat, das Wiegen der Halme im Sommerwind ...

Alles im Universum unterliegt den Gesetzen der Bewegung. Die menschliche Bewegung ist Äußerung des Gesamtlebens. Der vitale Gehalt der Bewegung veranschaulicht die eigentliche Bewegungsweise, charakterisiert Individualität und Temperament. Die Bewegung wird zum Instrument, mit dem der Mensch zum Ausdruck bringt, was ihn „**bewegt**" und in ihm lebt. Sie ist die nonverbale Ausdrucksform, sich anderen mitzuteilen.

Alles, was der Mensch unternimmt, wird durch Bewegung geäußert – vom einfachsten Handgriff bis zur schöpferischen Tätigkeit. Eine Skulptur, ein Bild, eine Geigensaite, ein Orchester, der Klang der Stimme, all das ist hör- oder sichtbar gewordene Bewegung.

Der Bewegungsapparat ist ein Organsystem, das seine Antriebe aus der Ganzheit des Lebensgefüges erhält, als Ganzes wirkt und zu den Lebensvorgängen in unlösbarer Verbindung steht. Jede

Bewegung beeinflußt Herztätigkeit, Kreislauf und Blutströmung, ebenso das Nervensystem und den Verdauungsapparat. Jedes Organ entwickelt sich entsprechend den Leistungsansprüchen und paßt sich der menschlichen Umwelt an. Auf Anpassung beruhen alle wichtigen Lebensvorgänge. Schon die einfachste Bewegung geht aus einem höchst komplizierten Zusammenspiel der Muskeln hervor.

Der Bewegungsorganismus arbeitet rhythmisch, wie Herz und Gefäße. Der rhythmische Wechsel der Muskeln beruht auf innerorganischen Befehlen. Die Leistungsfähigkeit der Organe wird erst durch den Gebrauch ausgebildet. Meist wird man sich der menschlichen Bewegung gar nicht mehr bewußt – man steht, geht, läuft, spaziert, setzt sich nieder, steht wieder auf. Alles spielt sich wie von alleine ab.

Jeder Mensch sollte erkennen, wie er sich bewegt, verhält, damit er in jeder Lebenssituation richtige und falsche Haltungsweisen unterscheiden kann und Fehlbeanspruchungen ausgleicht.

Die geänderten, herabgesetzten Bewegungsformen unserer Zeit führen bis zur Inaktivität, sei es motorisch oder geistig. Für den vital unerfüllten Menschen wäre es allerdings von größter Wichtigkeit, den Weg zur Natur, zu den Quellen der göttlichen Ordnung zurückzufinden.

Unordnung und Mißachtung der naturgesetzlichen Zusammenhänge führen letztlich zu Krankheiten, Krisen, Katastrophen – und Krieg!

Gesundheit ist psychisch – physisch *geordnete* Ganzheit des Menschen.

Wir glauben, in unserer Bequemlichkeit ruhend, die technischen Annehmlichkeiten genießend, den wahren Lebensstil- und -rhythmus gefunden zu haben. Wir sind aber weiter davon entfernt, als wir es wahrhaben wollen.

4. Kapitel

Die Mimik

Du bist für Dein Aussehen selbst verantwortlich!

„Die Form des menschlichen Gesichtes ist Ausdruck und Ergebnis der mimisch-muskulären und der dahinterstehenden geistigen Funktionen seines Trägers im Rahmen der genetischen Möglichkeiten. Beide sind im Bereiche der Anlagen erziehungs- und entwicklungsfähig." (Dr. Rudolf DROBIL [23a])

Das Ultraschallbild läßt erkennen, daß bereits ab der neunten Woche nach der Befruchtung des mütterlichen Eies durch den männlichen Samen beim Embryo die Mimik zum Ausdruck kommt. Das Bild läßt erkennen, daß das Kind bereits jetzt die Stirn in Falten legen und die Augenbrauen heben kann. Ebenso kann man eine Art von Lächeln im Gesicht erkennen, da der Embryo imstande ist, die Oberlippe zu heben. Auch das Mundinnere stellt sich bereits zu dieser Zeit auf den Saugakt ein. Daraus resultierend erkennen wir, daß die Fähigkeit unseres Gesichtsausdruckes, also die Mimik, nicht nur genetisch festgelegt ist, sondern sich bereits im Mutterleib, also schon viel früher als bei der Geburt, entwickelt.

Das Kind verfügt bei seiner Geburt schon über eine ganze Fülle von Gesichtsausdrücken, mit denen es seiner Mutter kundtut, ob es sich glücklich und zufrieden fühlt oder ob ihm etwas fehlt.

Diese Fähigkeit des Lesens aus dem Gesicht, das einer Mutter über das Wohlbefinden ihres Kindes reichlich Aufschluß gibt, sollte jede Frau fördern, um ihre Sensibilität, ihre weibliche Kunst der Gesichtsausdruckskunde weit über das Babyalter ihres Kindes hinaus zu behalten, um unsere Kinder, aber auch unseren Partner, um alle unsere Mitmenschen besser zu verstehen.

Sehr deutlich zeigt sich in späteren Jahren im Antlitz eines erwachsenen Menschen die jeweilige Lebenseinstellung: Wenn wir uns dabei die Physiognomie des Freiherrn von LEIBNIZ vor Augen führen, dessen nach oben gerichtete Mundwinkel deutlich den Optimisten erkennen lassen. In konträrer Weise deuten

SCHOPENHAUERS nach unten weisende Mundwinkel auf den Pessimisten.

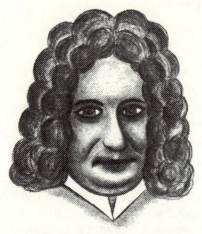

Freiherr von LEIBNIZ

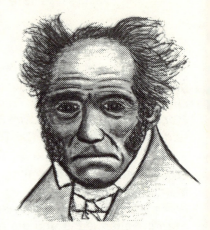

SCHOPENHAUER

Durch die Bewegungslehre der Ismakogie hat uns Frau Prof. Anne SEIDEL einen Weg gezeigt, unsere mimische Muskulatur, die erziehungs- und entwicklungsfähig ist, zur Bestform zu fördern.

Die mimische Muskulatur ist anders als die Körper- oder Skelettmuskulatur, die ja nicht in dem Maße aussagend ist wie unser Gesicht. Außerdem ist sie weniger empfindlich gegen Überdehnung, z. B. durch starkes Reiben und Zerren. Dies dadurch, weil ihr Ansatz bzw. Ursprung jeweils zum Knochen führt. Um wieviel behutsamer sollten wir daher unsere mimische Muskulatur behandeln, die wohl auch ihren Ursprung am Knochen hat, aber dann zum Teil frei im Gewebe endet. Viel behutsamer sollten wir daher bei unserer Gesichtsreinigung bzw. beim Auftragen von Cremes oder anderen Pflegemitteln sein.

Dabei stellen sich auch die Fragen: Warum gehen Sie selbst so grob mit sich um? Lieben Sie sich eigentlich selbst? Finden Sie sich schön?

Wenn Sie diese Fragen mit einem Nein beantworten, dann tun Sie schleunigst etwas für sich! Ismakogie hilft Ihnen dabei.

Wie wollen wir andere lieben, wenn wir uns selbst nicht akzeptieren?

Jede Gefühlsregung, wie Haß, Schmerz, Ärger, Zorn oder Freude, Liebe, Zufriedenheit, Güte, wird über das Gehirn ins Innere übertragen bzw. vom Gesicht durch die Mimik widergespiegelt.

Einer naturgesetzlichen Gesichtspflege – was speziell die Pflege der Gesichtsmuskeln betrifft – liegen die Übungen der Ismakogie zugrunde.

Harmonische Gesichtszüge, strahlende Augen, weicher Mund, guter Muskeltonus, faltenfreier Hals, schönes volles Dekolleté, straffe Brustmuskeln und schöner Busen sind der Lohn des Dauereinsatzes.

Wir neigen in unserer Zeit des Konsumdenkens dazu, uns alles kaufen zu können. Wir tun auch etliches, zum Teil sogar sehr viel, um unseren Körper bzw. die Muskeln durch Sport aktiv zu erhalten. Doch überlegen wir einmal objektiv: was tun wir dabei für unser Gesicht?

Jede Anstrengung, jede einseitige Bewegung zeigt sich wieder negativ in unserer Mimik. Daher ist für alle Sportler, aber speziell für die sporttreibende Frau, Ismakogie die ideale Ausgleichs-Bewegungstherapie bei mimisch-muskulärer Fehlhaltung.

Die kosmetische Pflege mit einem auf den jeweiligen Menschen- bzw. Hauttyp abgestimmten Pflegepräparat bewirkt obendrein eine glatte, geschmeidige, schöne Haut.

Das Kapitel der Mimik schließt mit einer Lebensweisheit ab, die Frau Prof. Anne SEIDEL ganz besonders schätzt: *Versuchen wir es daher gleich zu tun, so zu leben, daß wir in unserer Mitte bleiben, so wird sich die Einstellung zu unserem eigenen Leben bzw. zu unseren Mitmenschen harmonischer gestalten, und diese Harmonie wird sich in unserem Gesichtsausdruck widerspiegeln.*

Ich finde Dich, wo ich – o Vater – hin mich wende,
am Anfang find ich Dich und finde Dich am Ende.
Dem Anfang geh' ich nach: In Dir gebiert er sich,
dem Ausgang späh' ich nach: In Dir verliert er sich.
Du bist der Anfang, der sich in sich selbst vollendet,
das Ende, das zurück sich in den Anfang wendet.
Und in der Mitte bist Du selber das, was ist,
und ich bin ich, weil Du in mir die Mitte bist.

F. RÜCKERT[23b])

5. Kapitel

Körper–Seele–Geist, bestimme Dich aus Dir selbst

*In den Wipfeln der Bäume rauscht die Welt,
ihre Wurzeln ruhen im Unendlichen;
allein sie verlieren sich nicht darin,
sondern erstreben mit aller Kraft ihres Lebens nur das Eine:
Ihr eigenes, in ihnen wohnende Gesetz zu erfüllen,
ihre eigene Gestalt auszubauen, sich selbst darzustellen.*

H. HESSE [23c])

Bestimme dich aus dir selbst.

G. KÖRNER

Jeder Mensch ist sein ganzes Leben sein „eigener Bildhauer", sei es hinsichtlich seiner körperlichen Möglichkeiten, seien es seine Begabungen und Leistungen. Der Körper[24]) ist die Materie, der Geist[25]) das Schaffende, die Seele[26]) das Formende!

Die untrennbare Einheit Körper–Seele–Geist bestimmt Lebensgefühl und Persönlichkeit. So wie an einer Seifenblase Farben erkennbar sind, die schillernd ineinanderlaufen, so verschmelzen sich Körper, Seele, Herz[27]), Geist, Gefühl und Stimmung. Alle Aktivitäten, alle körperlichen Vorgänge wie Organfunktion und Drüsentätigkeit werden durch die seelische Verfassung beeinflußt.

Die Erkenntnis von der Einheit Seele–Geist–Körper ist nicht neu. Denken wir an die indische Philosophie, in der unter anderem das Leib-Seele-Prinzip sehr wesentlich ist.

Der deutsche Philosoph und Universalwissenschaftler Freiherr von LEIBNIZ[28]) hat nicht nur durch seine Monadenlehre[29]) von sich reden gemacht. In seinen metaphysischen[30]) Ausführungen, die sich aus der Monadenlehre aufbauten, deutete er die Verbindung Leib–Seele als prästabilisierte[31]) Harmonie, nach der eine Übereinstimmung zwischen körperlichem und seelischem Geschehen besteht.

Auch SCHILLER hat das Leib–Seele-Prinzip in seinen „Kleinen Schriften" über Anmut und Würde in Betracht gezogen. Ende des vorigen Jahrhunderts haben die Psychologen den psycho-physischen Zusammenhang erfahrungswissenschaftlich wahrgenommen und verschiedenen Therapien zugrunde gelegt. Heute besteht kein Zweifel mehr darüber, daß zwischen körperlichen Prozessen und seelischen Vorgängen ein enger Zusammenhang, eine unmittelbare Wechselwirkung besteht. Das bedeutet, daß die menschliche Natur vollkommen einheitlich ist.

Je früher der einzelne diese Einheit an sich selbst wahrnimmt, in sich hineinhorcht, wer er eigentlich ist, desto erfolgreicher wird sich der gesamte Lebensprozeß gestalten. Allein das Erkennen der körpereigenen Kräfte, die nicht nur physische Kraft bedeuten, läßt die Großartigkeit des Wunderwerkes Mensch bewußt werden.

Jeder auf Impulsen beruhende Denkvorgang führt zum menschlichen Bewußtsein, das leitet und bestimmt, das aber auch das einzige lebenslange, ewige Eigentum bleibt. Das Bewußtsein befähigt uns wieder, geistige Kräfte zu entwickeln, unser Denken zu lenken, „mechanische" Abläufe in wahrgenommene umzusetzen. Schließlich ist der Mensch in der Lage, psychische Kraft zum Einsatz zu bringen. Die Entwicklung der psychischen Kräfte kann von jedem Menschen selbst gesteuert werden.

Mit dem Entdecken des eigenen Ich[32]) erkennt man dessen Gesetze, wird man sich des Zusammenklanges der unzähligen leiblichen Funktionen und emotionellen Vorgänge bewußt. Bei positiver Registrierung gestaltet sich die persönliche Ausstrahlung harmonisch. Und Harmonie bedeutet Schönheit. Schönheit, die von innen kommt!

Das Ineinandergreifen aller Vorgänge in uns bestimmt unsere geistige, seelische und körperliche Entwicklung – unser Leben.

Durch das bewußte Begreifen des Ichs kann man jede Phase des Lebens in den Griff bekommen, sogar negativen Erfahrungswerten, die immer wieder vorkommen, entsprechend begegnen. Das Leben fließt dahin – sagen wir, und dabei ist es das Fließen, das sich in uns selbst vollzieht.

In diesem Sinne ist das Leben zwischen Sein und Tod[33]) ein Werden, eine ständige Evolution, die vor allem geistig verarbeitet werden soll. Wer das Altern als geistige Entwicklung betrachtet, wird die physischen Vorgänge wesentlich leichter bewältigen.

Sich selbst zu entdecken, sein Ich zu erkennen, setzt jedenfalls eine entsprechende Einstellung voraus. Nicht jedem gelingt es, manchem relativ spät.

Wer nie die Einzigartigkeit seiner Persönlichkeit erkannt hat, ist an sich selbst vorbeigelaufen. Selbstfindung beglückt und bereichert. Das Leben wird zum bewußt gewordenen Er-leben.

Und die Frage nach dem Sinn des Lebens beantwortet sich von selbst.

6. Kapitel

Unser Problem ist nicht die Technik, sondern das Herz

Unser Problem ist nicht die Technik, sondern das Herz.

A. Einstein [34])

Unsere technisierte Zeit hat uns fast zu viel Bequemlichkeit gebracht. Allmählich scheint uns die Technik zu überwältigen. Knöpfchen drücken, Hebel-Schalten und Stunden um Stunden sitzend zu verbringen. Sei es bei der Arbeit, im Auto und schließlich in der Freizeit vor dem Bildschirm. Das ist aus unserem Leben geworden, in so vielen Belangen von uns un-natürlich mißbraucht! Wir vergewaltigen unseren Körper unbedacht und gedankenlos, ohne den natürlichen Ablauf und Rhythmus anzuerkennen. Wir wissen es nicht oder wollen es, besser gesagt, nicht wissen, wie einfach doch der Weg zu Gesundheit und Schönheit ist!

Selbstverständlich treiben wir Sport, das verlangt schon der gesellschaftliche Status. Gleichzeitig setzen wir uns Leistungsziele, die weit über den Rahmen des Leistungsmöglichen hinausgehen. Die eingeschränkten Haltungs- und Bewegungsgewohnheiten machen allerdings den Körper vorzeitig formlos, müde und krank. Haltungsschäden sind heute ein weitverbreitetes Leiden, das sogar die gefürchtete Krankheit, den Krebs, überrundet.

Wir haben die Ordnung im koordinierten Ablauf unserer Lebensvorgänge selbst in Unordnung gebracht – Reduktion der Elastizität, Formverschiebungen, rasches Ermüden, Gelenkserkrankungen etc. sind die Folgen.

Die falsche Körperhaltung, gekoppelt mit einer jeglicher Vernunft entbehrenden Lebensführung (denaturierte Nahrung, zu wenig Schlaf und Bewegung in frischer Luft, Alkohol-Salz-Drogen-Medikamentenmißbrauch), führt zu katastrophalen Folgen, bewirkt organische Schäden, führt zu Formveränderungen im leiblichen und seelischen Bereich.

Durch falsche muskuläre Führung unseres Körpers kommt es zur oberflächlichen Atmung, u. a. zu Kreislaufstörungen, zur allgemeinen Disharmonie der Organfunktionen. Das gehemmte Muskelspiel ist auf fehlende Bewegung bzw. falsche Führung zurückzuführen – all das hindert unseren Körper, rhythmisch zu schwingen. Bequemlichkeit wird immer mehr groß geschrieben, und viele Innenarchitekten und Möbelbauer unterstützen dies. Kuschelecken schön und gut – aber beim „Hineinfallenlassen" oder dem auch so angenehmen „Hineinlümmeln" würde der Körper, könnte er es, laut um Hilfe schreien! Die falsche Haltung leitet unser Denken, unser Wollen auf völlig falsche Wege. Also ein Teufelskreis!

Bei solch unnatürlichem Sitzen sollte man sich fragen: Wie sieht die Lage der Wirbelsäule jetzt aus? Haben wir mit unseren Füßen den Kontakt zum Boden? Liegt der Magen noch am richtigen Platz? Wieso versteckt sich unser Kopf zwischen den Schultern?

Ein kritischer Blick in einen vorgesetzten Spiegel würde uns die erschlaffte, hängende Gesichtsmuskulatur zeigen.

Wirkungsvollste kosmetische Cremes – und seien sie noch so teuer – oder Apparate können bei dieser ständigen Mißhandlung auch keine Wunder wirken! Die Fettansätze an Bauch, Hüften, Gesäß und Oberschenkel sind größtenteils dem In-sich-Zusammenkauern zu verdanken. Die besten Diätvorschläge helfen der Schwerarbeit des Fettabbaues sehr wenig, wenn die falsche Körperführung nicht schleunigst geändert wird.

Füße, die die Stuhlbeine umschlingen, mögen eine gewisse Nonchalance[35]) der Haltung betonen, aber gesundheitsfördernd ist dies nicht. So herausfordernd übereinandergeschlagene Beine auch wirken mögen – Krampfadernbildung als Folge wird sicherlich viel weniger anziehend wirken. Verschränkte Arme bringen eine Verlagerung der Schultern und dadurch einen runden Rücken bzw. einen Hängebusen mit sich. Abgesehen davon ist es – psychologisch gesehen – ein Signal der Abwehr und Introvertiertheit[36]). Das sogenannte Geradesitzen, als ob man einen Stock verschluckt hätte, ist genausowenig empfehlenswert, da es auch unnatürlich ist.

Das klassische, richtige Sitzen läßt sich am besten von den alten Pharaonen[37]) absehen. Die vorbildliche Sitzhaltung des Königs Amenophys III.[38]) (1580 v. Chr.) wäre empfehlenswertes Vorbild (siehe Seite 28).

Was tritt ein, wenn wir uns einsperren, in mehr oder weniger hermetisch abgeschlossene Wohnungen, in denen unsere Füße nur eine Ebene spüren, keine Türstaffel, kein Hindernis da ist, das uns naturgemäß zwänge, unsere Füße – d. h. Beine – zu heben, bzw. unsere Schritte aus der Körpermitte her zu führen? Letztlich entziehen wir uns auch den natürlichen Temperaturschwankungen, den direkten Einwirkungen des Windes und des Sonnenlichtes, wenn wir z. B. mit mehr oder weniger kompakter, luftdichter und lichtausschließender Kleidung unsere Haut bedecken, die Kälte und Wärme fern hält sowie alle unsere natürlichen Ausdünstungen verhindert; wenn wir die natürliche Lage aller Organe und ihre Verhältnisse zueinander stören, wie z. B. durch unnatürliche Stellungen beim Sitzen, Stehen und Gehen, einseitig heben und tragen und einseitig einer Berufstätigkeit nachgehen.

Diese Fehlhaltung unterstützen wir modernen Menschen noch mit einer Nahrung, die immer mehr zerkleinert, ausgekocht, ausgelaugt, denaturiert ist, und wenn wir unserem Seelenleben nur Ersatzerlebnisse geben, geschildert in Druck, Film und Fernsehen oder in Erzählungen anderer, anstatt diese selbst in direkter Berührung mit der Natur und allen Lebensverhältnisse in denkbar größtem Ausmaß zu erleben. Haben wir denn vergessen, daß der Fuß der einzige Teil unseres Körpers ist, der uns in einen lebendigen, direkten Kontakt zu unserer Mutter Erde bringen kann?

Die besten Gedanken kommen beim Gehen.

J. W. v. GOETHE[39])

Auch das richtige Gehen haben wir verlernt!
Bei dieser Bewegung sollte der ganze Körper mitschwingen. Der Fuß aus der Hüfte (dazu haben wir hier ein Gelenk) heraus seine Bewegungsimpulse empfangen, von der Ferse fußaußenseitig bis zur großen Zehe abrollen. Und wie sieht es bei uns aus?

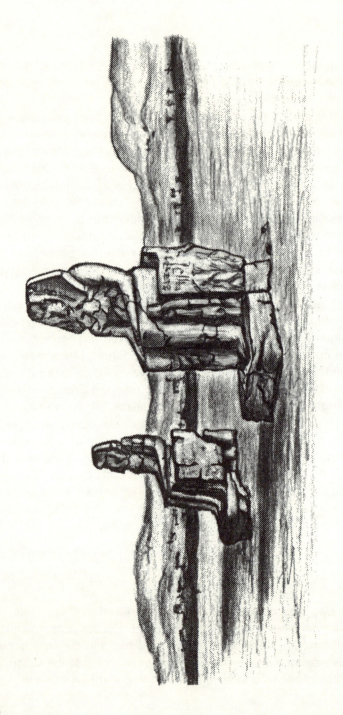

Hart, ohne Heben des Oberschenkels bzw. Abrollen des Fußes setzen wir unsere Schritte. Beobachtet man einmal kritisch im Straßenbild die Frauen, speziell beim Tragen von Schuhen mit hohem Absatz, sieht man, wie bei jedem Schritt die Gesichtsmuskulatur einen „Schlag" erhält. Beim Aufsetzen des jeweiligen Fußes erfährt über die muskulären Bahnen im Körper auch die mimische Muskulatur ihre Impulse, allerdings *so* keine positiven! Bei jedem Schritt zerrt es die mimischen Muskeln bodenwärts, nicht federnd, sondern hart, wie der Asphalt unsere Füße berührt, geht der Impuls weiter zum Gesicht.

Wir sollten daher wieder den Wert des Barfußgehens erkennen und so oft es geht – nicht nur am Sandstrand oder auf weichem Waldboden im Urlaub, nein, täglich –, zu Hause barfuß gehen. Unsere Füße sollen wieder den Erdboden spüren! Lernen wir, mit unseren Füßen wieder einen natürlichen, schwingenden Gang auszuüben. Das Hüftgelenk ist ja dazu angelegt, den Fuß von da aus zu führen bzw. die Schrittlänge daraus zu bestimmen.

Richtige Körperhaltung wäre so einfach! Kontrollier- und korrigierbar!

Aber die tägliche Ausrede, *„Ach, dieser Streß",* läßt uns gar nicht daran denken. Und wir wollen auch gar nicht wahrhaben, wie wichtig eine gesunde, korrekte Körperhaltung wäre!

Wenn man Zeit haben will, in diesem Fall für sich selbst, findet man sie ganz bestimmt.

Korrigieren Sie die eigene Haltung so lange bewußt, bis die Haltungsharmonie zur Selbstverständlichkeit geworden ist. Das ganzkörperliche Muskelspiel, einschließlich des Gesichtes, modelliert die körperliche Total-Anlage zur Bestform. Mitdenken steigert auch die Konzentrationskraft bemerkenswert. Konzentration ist anfangs Übung, in der Mitte Fortschritt und am Ende Belohnung!

Wenn man dem Körper seine natürlichen Schwingungen wiedergibt, die von der Fußsohle bis zur Haarwurzel fließen, wird dies eine natürliche Rhythmisierung der Atmung und des Kreislaufes mit sich bringen. Daraus resultierend stellt sich ein besseres körperliches Wohlbefinden ein. Nicht nur der Körper erfährt harmonische Beruhigung, auch das Seelenleben wird belebt und schafft beglückende Ausgeglichenheit. Aber all diese Ratschläge sind erst kleine Wegweiser zu einem „psycho-kosmetischen" Bewegungstraining, das allerdings Ansprüche des Selbsterkennens und der Selbstführung im einheitlichen Sinne fordert.

Ein „Sport", der keiner ist, den man überall ausüben kann: beim Maschineschreiben, an der Bushaltestelle, bei der Hausarbeit, studierend, stehend, sitzend, liegend, unabhängig von Zeit, Ort und Raum, Alter und Geschlecht. Ständig im Lebensvollzug!

Jeder Mensch kann sich mit dieser aktiven Form der Schönheitspflege beschäftigen – mit ISMAKOGIE.

Der Grundstein dazu liegt im kosmetischen Erfahrungsbereich.

Ismakogie soll den Weg zeigen, um Schönheit, Gesundheit, nicht zuletzt bis zur totalen Ausgeglichenheit, in sich selbst zu finden.

Sie lehrt, sich des Körpers bewußt zu werden, indem jeder Muskel sich mit schöpferischer Perfektion mit dem anderen ergänzt. Es ist eine Rückerziehung zur eigenen, bewußt gewordenen Formschönheit. Man kann aber auch sagen:

Ismakogie ist einfach ein „Ordnung machen in und mit sich selbst"! Wir haben es bei Ismakogie mit einer funktionsgerechten Bewegungsunterweisung zu tun, die auf rhythmischem Schwingungswechsel beruht. Ismakogie läßt alle Muskeln bewußt werden, wie immer wir sie gebrauchen. Die naturgesetzliche Beherrschung der Muskeln führt zu Schönheit und Gesundheit.

Ismakogie ist die Lehre vom richtigen, naturgesetzlichen Gehen, Stehen, Liegen, Sitzen, ohne die Muskulatur zu vergewaltigen. Unsere Muskeln arbeiten anlagegerecht ökonomisch und harmonisch. Man muß bloß dieses feine Muskelspiel, das den körpereigenen Gesetzen unterliegt, sensitiv wahrnehmen, um es zu erfassen. Ismakogie ist primär ein körperliches Training, bei dem der Geist zum „Dirigenten" wird, wobei sich innere Haltung und äußere Form harmonisieren.

Die Methode der Ismakogie – sie ist ein Kind der Kosmetik – hat sich seit rund 30 Jahren entwickelt und verbessert, mit dem Ziele, auftretende gesundheitliche Probleme (psychisch und physisch) zu lösen. Das Muskelspiel im körpereigenen Rhythmus löst die Erstarrung, öffnet die „Fenster der Seele" weit nach außen, verändert die „Strömungen des Geistes" ins Harmonische und Positive.

Damit kann Ismakogie physische und psychische Spannungen lösen, als Venenpumpe wirken, die natürlichen Atmungswellen aktivieren und dazu beitragen, unsere Form in zweifacher Hinsicht zu festigen. Durch den individuellen Einsatz der beeinflußbaren Muskeln ergeben sich weiters positive Formveränderungen in Gesicht und Körper. Die rhythmische Schwingungsharmonie sorgt für gute Balance und Schwerpunktführung.

Die deutlich gewordenen Störungen im natürlichen, harmonischen Kräfteverhältnis bieten dem Ismakogie-Anfänger markante Anhaltspunkte für fallweise Kontrolle und bewußt gelenkte Korrekturen seines jeweiligen Muskeltonus und die Koordination ihres Zusammenspieles. Man findet zu ruhigen Wellenbewegungen mit gleichmäßigen, fließenden Übergängen.

Durch Ismakogie arbeiten wir daran, daß unser Körper ein reines, durchlässiges Gefäß wird, durchlässig für die göttliche Liebe.

Denn ein Lichtfunken ruht in jedem von uns, ruht in jedem Atom, im kleinsten Unteilbaren. Die Strahlung dieses Energie- und Lichtträgers kann heute bereits durch die Biochemie[40] nachgewiesen werden.

Vergegenwärtigen wir uns auch, daß Energie und Strahlung Bewegung ist. Wo Energie fließt, strömt die Liebe!

7. Kapitel

Ismakogie: Jungbrunnen des 20. Jahrhunderts

Die Vorstellungen, die wir vom Alter haben, sind Zerrbilder von dem, was das Alter sein könnte und sollte, denn das Alter ist ein Spiegelbild der Lebensführung des Menschen [41]).

Der Spiegel zeigt uns, wie andere uns sehen – körperlich, äußerlich. Gibt es auch einen Spiegel, in dem man sein Inneres sehen kann?

Das Alter hat seine eigenen Vorzüge, seine eigene Schönheit, es ist die Morgendämmerung der Weisheit! Friede, Liebe, Freude, Schönheit, Glück, Hilfsbereitschaft und Verständnis sind Eigenschaften, die niemals altern und sterben, diese sollten stets gepflegt werden. Bereit sein zu geben, nur so kann und wird man nehmen können.

Jeder Mensch ist so jung und so nützlich, wie er sich fühlt und wie er denkt. Wer in Gedanken stets beim Schönen, Edlen und Guten verweilt, wird immer jung bleiben, gleichgültig wie viele Jahre er zählen mag!

Der Mensch sollte begreifen, daß seine Gedanken der Ausgangspunkt für seine Gesundheit sind. Was und wie wir denken und innerlich schwingen, positiv oder negativ, so gestalten wir unser Leben.

Der Menschenkörper ist eine von Innen – von dem, was wir Geist und Seele nennen – kommende Reaktion auf alle Erscheinungen. Je mehr wir den menschlichen Körper und das menschliche Seelenleben all ihren ursprünglich natürlichen Einflüssen entziehen, desto geringer wird die Reaktion und umso mehr verfallen alle Organe.

Stellen wir uns doch, wenn wir am Leben zweifeln oder nicht wissen, wie es weitergehen soll, die Frage: Wozu bin ich geboren? Die Antwort wird lauten: Um zu leben – und leben heißt, sich den momentanen Gegebenheiten anpassen, leben heißt lernen, Erfahrungen sammeln, das Bewußtsein erweitern, das ist unser Lebensauftrag! Jeder von uns hat Aufgaben zu erfüllen. Wir dürfen auch nicht erwarten, daß andere für uns tun, was wir selbst tun können, und dies gilt für alle Lebensbereiche, denn Erfahrungen vererben sich nicht, jeder muß sie allein machen.

Lernen wir doch, ...

... die Angst, die Furcht zu überwinden; sie sind die Geisel Nr. 1 für den Menschen. Diese schaden uns weitaus mehr als die Umweltgifte, sie erzeugen Gift im menschlichen Körper.

... über unsere Befürchtungen zu lachen.

... uns zu freuen, daß wir so sind, wie wir sind. Dadurch werden wir schneller „wachsen" und unsere Aufgaben besser erfüllen.

... voller Vertrauen und guter Dinge jeden neuen Tag zu beginnen.

... mehr Selbstachtung vor uns zu haben.

... bei Ärger zu überlegen oder zu schweigen, statt zu brüllen.

... uns selbst zu lieben.

... uns ein wenig Freiheit zu bewahren. Jeder Mensch braucht einige Stunden für sich, in denen er tun kann, was ihm Freude macht.

... Ordnung zu schaffen. Sie trägt Ruhe in sich, so wie Unordnung Unruhe verbreitet.

... Liebe auszuströmen. Ein liebenswerter Mensch strahlt Positives aus, er hat auch eine positive Einstellung zu sich selbst.

... abends mit guten Gedanken und einem Gebet zu Bett zu gehen.

... uns wie eine Königin (ein König) zu fühlen – lassen wir durch die Gedanken die Wirkung auf uns einströmen.

... fröhliche Menschen zu sein; traurige Menschen werden viel eher krank (was kränkt, macht krank). Wenn Sie zu den depressiven Menschen zählen, wählen Sie eine Frisur, die nicht auf die Stirne drückt – diese drückt auch auf das Gemüt.

... Lebensfreude zu erlangen; sie ist ein Lebenselixier!

... glücklich zu sein. Denken wir morgens daran, daß dieser Tag ein glücklicher Tag sein wird.

... zu verzeihen, bis jeder Stachel verloren ist. Verzeihen heißt vergeben!

... Tiere und Pflanzen zu achten; sie sind unsere Brüder und Schwestern.

... unseren Charakter zu veredeln; denn wer nicht durch bewußtes Sein lernt, lernt durch Leid.

... zu verstehen, daß vollkommene Gesundheit Harmonie bedeutet; Harmonie zwischen Körper, Seele und Geist.

8. Kapitel

Ismakogie: Ein Weg zur Quelle der Freude

Laß nichts Böses in Deinen Gedanken sein.

KONFUZIUS [42])

Freude ist eine besondere Art von Weisheit, kein Mensch kann ohne Freude leben. Die Freude beeinflußt uns alle positiv und gerade *jetzt* ist es notwendig, Freude zu verbreiten. Schauen wir uns doch einmal um, wieviel Negatives uns umgibt! Natürlich ist als Gegenpol zur Freude das Leid zu akzeptieren. Die Polarität [43]) ist Grundgesetz des Lebens.

Ohne Gegenpol gäbe es keine Spannung, ohne Spannung keine Bewegung und ohne Bewegung kein Leben. Das Leben bedarf daher beider: Der Freude wie dem Leid! Das Leid ist eine kosmische Notwendigkeit in der menschlichen Bewußtseinsentfaltung, es veredelt und erhöht den Menschen.

Alles ist dem Gesetz der Natur unterworfen; nehmen wir das Leid an ohne einen Menschen oder Gott anzuklagen, schwindet es bald und an dessen Stelle tritt Freude.

Das innerste Wesen der Schöpfung ist Freude – eine tiefe Freude! Auch unser Herz will sie erfüllen; so öffnen wir es ihrem Lichte und strahlen es wieder hinaus an alle unsere Mitmenschen. Wenn wir einander achten und unseren Nächsten lieben, können wir alle in Harmonie miteinander leben. Versuchen wir ab heute, negative Gedanken auszuschalten und lernen wir, uns auch über kleine Dinge zu freuen. Freude soll schon bei der täglichen Arbeit beginnen.

Denn es ist besser, ...

... eine Aufgabe freudvoll in Angriff zu nehmen, als in Bedrücktheit.
... eine Mahlzeit lächelnd einzunehmen, als mit Ärger.
... den Tag mit Segen zu beginnen, als mit Bitternis.
... mit einem Gebet zu Bett gehen, als mit einem Fluch.

Frau Prof. Anne S<small>EIDEL</small> hörte als Kind immer wieder die Worte ihrer Mutter: *„Kind, wenn Du etwas machst, dann so, daß es keiner besser machen könnte!"* Wieviel Weisheit und Wahrheit liegt in diesen Worten!

Denken wir auch daran, daß eine verhaßte Arbeit nicht nur für den Schaffenden belastend wirkt, sondern auch für die ihn umgebende Atmosphäre. Selbst in den kommunistischen Ländern wird die Arbeit nach Freude und Begeisterung gewertet bzw. der „Held der Arbeit" geehrt.

Erfolgreich kann ich nur durch Freude an der Arbeit, ganz gleich was ich tue, sein. Und diese wiederum kann erleichtert werden durch richtiges Stehen, Gehen, Sitzen mit Ismakogie. Darum ist Ismakogie ein Weg zur Quelle der Freude!

Sagen wir doch immer wieder JA; JA zu uns selbst, zum eigenen ICH, nehmen wir unser eigenes ICH doch endlich an. Oder prüfen wir, warum wir mit uns selbst nicht zufrieden sind, und versuchen wir, an uns zu arbeiten. *Ja! Ja! Ich kann!* – ist ein Ausspruch der *Ismakogie.* „Ja" wirkt anregend, bildend, aufbauend, macht Freude. Freude wird schließlich allen geschenkt, die sich um sie bemühen, sich ihr öffnen.

Freude macht frei und verleiht uns ungeahnte Kräfte.

Ob wir erfolgreich sind, hängt letzten Endes nicht nur von erworbener beruflicher Qualifikation, sondern von innerer Ruhe und Selbstsicherheit ab. Je größer die Ausstrahlungskraft ist – diese kann durch ismakogene Übungen gesteigert werden –, umso intensiver ist unsere Aura[44]). Diese ist meß- und sichtbar (Kirlian – Fotografie[45]).

Es ist äußerst wichtig, sich zu fragen: „Welche Ausstrahlung geht von mir aus?" In einem Zitat heißt es: *„Das Lächeln, das Du aussendest, kehrt zu Dir zurück!"* Wir sehen, auch hier tritt das kosmische Gesetz von Ursache und Wirkung, die sog. Kausalität[46]), in Kraft.

Warum also lächeln, warum strahlen wir nicht öfter?

Genauso wie sich negative Bilder wie Unruhe, Aggressionen, Nervosität, Unsicherheit übertragen, haben wir durch unsere positive Einstellung, durch unsere Ausstrahlung die Möglichkeit, Freude, Zuversicht und Optimismus in andere Menschen hineinfließen zu lassen.

Freude durch Geben:

*GOTT SCHENK MIR KLARE AUGEN,
DER MENSCHEN WEH ZU SEHN,
UND SCHENK MIR FEINE OHREN.
IHR RUFEN ZU VERSTEH'N.
GOTT SCHENK MIR FLINKE HÄNDE
FÜR ALLER MENSCHEN LEID
UND LIEBE ZARTE WORTE
FÜR UNSERE HARTE ZEIT!
GOTT SCHENK MIR FLINKE FÜSSE,
ZU DIENEN DEINER STATT,
BIS JEDER MEINER BRÜDER
DEN TIEFSTEN FRIEDEN HAT.*

9. Kapitel

Der beruhigte Mensch in der gestörten Umwelt

Weiterleben kann die Menschheit nur, wenn sie von Grund auf anders denken lernt.

Prof. Dr. F. Capra[47])

„*Das Ende der Welt steht bevor*", heißt es in uralten Prophezeiungen der Indianer, „*wenn die Bäume sterben*". Dann ist die Zeit des Handelns gekommen. Es ist Aufgabe der Indianer (HOPIS)[48]), die Menschen von ihrem materialistischen Weg abzubringen. Nur wer lernt, Pflanzen und Tiere zu achten, kann die ökologische[49]) Katastrophe verhindern.

Der Auftrag unseres Schöpfers ist, diese Erde und alles Leben in natürlichem Zustand zu erhalten. Die Erde ist unsere Mutter, und seine Mutter bringt man nicht um! Wir sind nur ein Teil der Erde, nicht ihr Besitzer!

Solange der Mensch nicht gelernt hat, jedes Gut, auch fremdes, richtig zu verwalten, kann er nicht rechnen, besseres Leben zu erhalten.

Kritik und Anklage, Übertreibung, Angst oder Vogel-Strauß-Politik, alles das kann das Rad der technischen Entwicklung nicht mehr zurückdrehen. Veränderungen und Störungen in uns Menschen, in anderen Lebewesen und in der Natur müssen ertragen werden. Wer die technischen Vorteile nützen will, muß sich – vorderhand – auch mit den Nachteilen abfinden.

Gestörte Lebensordnung könnte aber, in letzter Konsequenz als Chaos, eine allgemeine Zerstörung auslösen. Und diese Möglichkeit, diese Befürchtung erfaßt wurzelgleich die Menschheit, ohne greifbare Aussicht auf Hilfe. Nur weltweite, von allen Machthabern aller Länder einheitlich durchgeführte Maßnahmen könnten erreichen, daß der Mensch die technische Entwicklung dankbar und schadenfrei nützen kann, ohne sich selbst in Gefahr zu bringen und ohne eine Zerstörung des Weltgefüges fürchten zu müssen.

So lange sich in diesem Sinn keine Planung anzeigt, muß der Mensch immer neu versuchen, sich wenigstens selbst zu beruhigen. Aus sich selbst und für sich selbst muß jeder einzelne darum bemüht sein, einer möglichen Schwächung immer wieder den besten Widerstand entgegensetzen zu können. Nur wer innerlich ruhig ist, wer die Zwiespältigkeit gegebener Lebensbedingungen vor allem in sich selbst jederzeit beruhigen kann, der kann auch, wenn die Zeit dafür gekommen ist, innerlich ruhig – sterben! Einer absoluten Notwendigkeit gegenüber ist jede Auflehnung sinnlos. Auch in schlechter Luft ist es besser, ruhig und tief zu atmen, als kurz und oberflächlich.

Mit all seiner seelischen, geistigen und leiblichen Kraft muß also jeder Mensch fortlaufend versuchen, sich zu sich selbst zu entwickeln. Jede Art freiwilliger Reduktion reduziert die Widerstandskraft der Einheit. Die Entwicklung ist gottgewollt, anders sind die Fähigkeiten nicht aufzufassen. Jeder einzelne muß allgemeinmenschlichen und seinen individuellen Kräften gemäß leben, den möglichen Zielen immer näher kommen und immer in der Reife seines Alters ruhen. Wir Menschen von heute zersplittern und hetzen unsere Kraft, sehen uns aber gleichzeitig immer drängender nach Ruhe.

Constantia, die Sehnsucht der Menschen in der aufgewühlten Barockzeit, die Sehnsucht nach Seelenstärke, nach Beruhigung im eigenen Ich, ersehnen auch die Menschen von heute, mehr denn je. Wege zur Beruhigung gibt es viele, und viele haben sich schon bewährt.

Ismakogie ist einer dieser Wege. Er unterscheidet sich von anderen dadurch, daß den erkennbaren natürlichen Ordnungsgesetzen jeder Mensch jederzeit im Alltagsleben möglichst ideal zu entsprechen hat. Weder Vernachlässigung noch Überforderung kommen vor. Ismakogie kann daher nur nützen und nicht schaden!

Ismakogie, die mitschöpferische Arbeit jedes Menschen an sich selbst, ist eine Fundgrube an Wundern und an Beglückung. Die einzelnen Bauelemente in der Gesamtschau zu erfassen, sie im geistigen wie im funktionellen Zusammenhang fortlaufend positiv zu beeinflussen, ist eine vitalisierende, formbildende und gesundheitsfördernde Ganzheitsleistung.

Ein scheinbar weit abliegendes Beispiel soll die Notwendigkeit richtiger Zusammenhänge beleuchten: Ein großer Dom begann sich zu neigen und drohte einzustürzen. Die Mauern verschoben sich nach und nach im Winddruck, aber eines Tages entdeckte jemand, daß ursprünglich eiserne Anker über die Fenster hinweg die Mauern zusammengehalten hatten. Bei Umbauten hatte man aus Unverständnis einige Verankerungen gelöst und dadurch war der Zusammenhalt aufgehoben worden. Als man die Verankerungen in der früheren Art wieder herstellte, hielt das einheitlich gewordene Gefüge wieder fest zusammen und der Dom war gerettet.

In der Regel trägt also Ordnung immer Ruhe in sich, und in der Unordnung liegt Unruhe, mitunter auch Gefahr. Die Ordnung, Organisation und Ökonomie[50] der menschlichen Einheit wirkt präzise bis in die Zelle, wenn die an sich selbsttätigen Vorgänge nicht blockiert werden. Zur Zeit ist die Blockade und die Vernachlässigung von erkennbaren und daher erfüllbaren Lebensgesetzen die große Sünde der Menschen. Die Folgen anhaltender Fehlleistungen sind unvermeidlich und schließlich auch nicht mehr zu übersehen. Wenn aber der Mensch seine Haltungs- und Verhaltungskräfte erkennt und bereit ist, sie bestmöglich einzusetzen, dann kann er sich von dieser Sünde wieder selbst jederzeit befreien, dann kann er jederzeit damit beginnen, den lebenslang fortlaufenden Umwandlungsprozeß positiv zu beeinflussen.

Krankheiten behandelt der Arzt, Trägheit und Selbstbehinderung muß der Mensch selbst überwinden. In erster Linie ist das Verhalten der „beeinflußbaren" Muskeln naturgesetzlich zu kultivieren. Das Nichtbeachten der muskulären Zusammenhänge und Verbindungen wie auch der Beziehungen zu allen anderen Lebensprozessen schädigt die menschliche Ganzheit. Die Rückerziehung zu rhythmisch-harmonischem Muskelspiel harmonisiert auch das Seelenleben und die geistige Haltung, steigert die Konzentrationsfähigkeit und führt zur Bildung eines ruhigen, widerstandsfähigen Wesenskernes.

Die Bewegungslehre der Ismakogie verlangt keine speziellen Fähigkeiten und keine besonderen Kräfte. Im Gegenteil, Überforderungen und andere Fehleinstellungen strengen den Körper weit mehr an als die selbsttätige Anpassung und Entsprechung. Mitdenken, kontrollieren und korrigieren muß man allerdings so lang, bis der Alltagseinsatz wieder unbewußt abläuft. Die spiralenförmige ganzkörperliche Kontaktaufnahme innerhalb aller Muskeln des Bewegungsapparates zeigt jede lokalisierte Entsprechung deutlich an. Von der Spitze der großen Zehe bis zur Nasenspitze kann das muskuläre Ineinandergreifen und das wechselseitige Auslösen von Zug und Gegenzug geistig und leiblich miterlebt werden. Offen und bereit sein für die Erfüllung der vorgesehenen natürlichen Aufgaben führt zu Erfahrung und Wissen, gibt die Selbst-Verantwortung zu erkennen, modelliert in der Folge die Einmaligkeit jedes Menschen. Anmaßung, Immermehrhaben-wollen, Selbstbemitleidung, Ungeduld und Unruhe werden überflüssig, fallen ab. Die innere Be-ruhigung, die tiefe Constantia, hat den Menschen in der Gesamtordnung der Welt verankert.

Ein paar Worte als Beitrag zum Umweltschutz: Umweltschutz beginnt in erster Linie bei jedem Menschen selbst!!

a) Plastik:

Das giftigste Schwermetall ist Kadmium. Schwermetallbelastungen entstehen größtenteils aus Hausmüll.
Plastikbechern und -tüten ist dieses Schwermetall meist beigemengt. Nur in Schweden ist dies seit Juni 1983 verboten.
Plastik sollte daher auf keinen Fall im Ofen verbrannt oder auf den Komposthaufen gegeben werden. Auch sonst sollte es, außer in der Mülltonne, nirgends deponiert werden. Aber auch dabei sollte einem bewußt sein, daß die Auswirkungen irgendwann auf uns zurück kommen. Es wäre daher wünschenswert, wenn auch bei uns Kadmium in dieser Verbindung (Verpackungsmaterial) endlich verboten würde.
Wie bereits erwähnt: Umweltschutz beginnt bei uns selbst! Nehmen wir doch für den Einkauf wieder einen Korb oder eine Tasche mit. Machen wir Schluß mit dem wahnsinnigen Verbrauch an Plastik für diese Zwecke!
So kann Umweltschutz im kleinen beginnen; vielleicht denken wir bereits bei der nächsten Plastiktüte, die wir in den Mülleimer werfen, daran. Erwägen wir auch die Möglichkeit der Wiederver-

wertung (Recycling) und trennen den Müll ab nun: Glas, Papier, Metall. Eine sehr lobenswerte, umweltfreundliche Neuerung vieler Städte sind die Behälter zum Deponieren von Altglas und Altpapier.

Bei allem, was in den Müll geht, sollten wir daran denken, daß es an der Zeit ist, nicht gedankenlos wertvolles Material zu vernichten, sparsamer mit vielen Dingen umzugehen bzw. Brauchbares wieder zu verwenden.

b) Waschmittel und Gesundheit:

Heute sind in vielen Waschmitteltypen und teilweise auch in Weichspülern optische Aufheller zu finden. Diese wurden erstmalig in den 50er Jahren in Waschmitteln eingesetzt.

Optische Aufheller, sogenannte Weißmacher, sind fluoreszierende Chemikalien, die 3–5% vom unsichtbaren UV-Anteil des Tageslichtes in sichtbares blaues Licht umwandeln. Das jetzt blaustichige Weiß erscheint dem normalen Auge weißer als das eigentliche, leicht gelblich wirkende Weiß.

Die optischen Aufheller setzen sich auf den bereits sauberen Fasern der Wäsche fest, d. h. auf das Gewebe wird ein weißer Film gelegt, der den Gelbstich überlagert, den die Wäsche normalerweise hat.

Also hat das durch die optischen Aufheller vorgetäuschte „weißere Weiß" nichts mit Reinheit zu tun, der hohe Weißeffekt wird durch einen optischen Trick verursacht: Früher wurde dem letzten Schwemmwasser Waschblau zugesetzt, heute sind es blaustrahlende Chemikalien.

Viele Fasern werden heute schon bei der Erzeugung mit optischen Aufhellern ausgerüstet, diese Weißmacher werden mit der Zeit ausgewaschen, es sei denn, man verwendet für deren Pflege Waschmittel mit optischen Aufhellern.

Prof. Dr. med. Heinz BARON[51]), hochverdient um die Wundbehandlung, untersuchte, bei welcher Art Verbandsmaterial Wunden am schnellsten und besten heilen. Das Ergebnis dieser Arbeit brachte: Weißmacher verzögern die Heilung von Wunden erheblich!

Optische Aufheller haften nicht optimal auf den Textilfasern, sondern ein Teil geht auf die Haut über.

Aufgehellte Haut erweist sich als strahlenresistent (strahlenundurchlässig), was Schwierigkeiten bei der Röntgendiagnose und jeder Strahlentherapie mit sich bringt.

Optische Aufheller erhöhen die Körpertemperatur, man kommt leicht ins Schwitzen.

Dort, wo der Büstenhalter die Haut berührt, wo der Hemdkragen am Hals liegt, ist unter ultraviolettem Licht einwandfrei die Aufhellung der Haut zu erkennen.

Und schließlich: Optische Aufheller haben eine erhebliche Schrittmacherfunktion, welche das Wachstum von Tumorzellen fördert.

Da Weißtöner die Körpertemperatur erhöhen, kommt es zu einer künstlichen Schweißbildung. Der Schweiß wiederum transportiert die Chemikalien noch besser von der Wäsche auf die Haut.

Diese Erkenntnisse des deutschen Wissenschaftlers wurden inzwischen von zwei angesehenen amerikanischen Krebsforschern, Dr. Hans L. Falk und Eula Bingham, Ph. D., bestätigt.

Fluoreszierende Weißmacher sind zwar selbst nicht krebserzeugend, haben aber zusammen mit ultravioletter Strahlung eine ausgesprochen krebserzeugende Wirkung.

Wir sollten daher auch darauf achten, uns nicht mit „aufgehellter Brust" der Sonne auszusetzen.

c) Fluor und Fluoridierung:

Bei der Herstellung von Aluminium, das heute vielfach Verwendung findet, wird ein giftiges Gas frei, das Fluorgas.

Aus Untersuchungen weiß man, daß Fluor im menschlichen Zahnschmelz vorkommt. Dieses machte sich die amerikanische Aluminiumindustrie zunutze, um das Abfallprodukt „Fluorgas" vermarkten zu können: Trinkwasser wurde mit Fluor angereichert. Die spätere Auswertung ergab, daß die erwartete Hoffnung, den Zahnschmelz zu härten, nicht eintrat; im Gegenteil: die Studie zeigte auf, daß nach 2jähriger Verwendung von Fluor der Zahnschmelz spröde wurde und die Zahnfäule zunahm.

Nachdem in den USA die Fluoridierung des Trinkwassers deswegen wieder aufgegeben wurde, verkaufte man Fluor nach Europa. Obwohl sich die Öffentlichkeit zum Teil wehrte – man wies auf die amerikanischen Studien hin –, verabreicht man bis heute unseren Kindern Fluor!
Bereits im 2. Weltkrieg wurde die Wirkung von Fluor analysiert. Seine Verwendung macht den Menschen „gefügig" und besser „manipulierbar". Fluor beeinflußt über die Hirnlappen den Denkvorgang.

d) Aluminium in der Küche

Studien weisen darauf hin, daß auch bei Verwendung von Aluminium eine Langzeitgiftwirkung nachweisbar ist (unseren Müttern und Großmüttern war dies bereits bekannt, da sie die Speisen nie in solchen Töpfen aufbewahrten). Es ist bewiesen, daß sich sowohl Säuren als auch Basen (Laugen) mit Aluminium verbinden. Aluminium wird im Körper gespeichert.

Mehr als 10 Wissenschaftler haben bereits nachgewiesen, daß u. a. die Entstehung von Magen-Darmgeschwüren, Herpes, Hauterkrankungen, Depressionen u. v. a. in unmittelbarem Zusammenhang mit der Verwendung von Aluminium in der Küche steht.

Beachtet werden sollte ebenfalls die anderweitige Verwendung im Haushalt, z. B. Alufolie zum Frischhalten von Speisen, zur Verpackung von Jausenbroten, zum Braten und Backen, wobei die Lebensmittel stunden-, ja oft tagelang mit Aluminium in unmittelbarem Kontakt stehen, bis sie zum Verzehr gelangen (z. B. Fertiggerichte, Kuchen usw.).

Rauchen Sie?

Erfreulicherweise entdeckt man immer häufiger Menschen, die auf „bessere", reinere Luft achten. Begrüßens- und nachahmenswert ist die Einrichtung der Eisenbahn, verschiedener Gaststätten, Cafes usw., Nischen, Tische oder auch Räume als sog. Nichtraucherzonen von Nikotin einigermaßen freizuhalten.

Wenn Sie zur Gruppe der Raucher gehören, dann nehmen Sie bitte ab nun Rücksicht, bevor Sie sich auf engem Raum, z. B. in Taxis, kleinen Cafes usw., eine Zigarette anzünden. Besonders wäre darauf zu achten, ob sich Kinder oder schwangere Frauen in diesem Raum aufhalten. Denn je mehr sich werdende Mütter in verrauchter Luft aufhalten müssen, desto eher ist die Gefahr gegeben, daß das Gewicht des Kindes dadurch reduziert wird.

Denken Sie aber auch daran, daß starke *Raucher* durch die Luftverunreinigung im allgemeinen, d. h. durch *Abgase* von Hausbrand, Gewerbe, Industrie und Verkehr, viel *stärker gefährdet* sind als *Nichtraucher!*

Übrigens wurde festgestellt, daß der Griff zur Zigarette speziell von den Menschen ausgeführt wird, die unerfüllte Wünsche haben.

Könnte es sein, daß Sie sich vielleicht zu hohe Ziele gesteckt haben?

10. Kapitel

Ismakogie für die gravide Frau und junge Mutter

Dein Kind –
nicht Dein Besitz,
ganz abhängig – ganz frei.
Nicht gemacht,
sondern geschaffen.
Gebärde des Schöpfers!
Glück, Dir nur so in den Schoß gefallen.

Die Natur bietet bei guter Beobachtungsgabe einen wunderbaren Vergleich in der Entwicklung neuen Lebens.

Legen wir ein Samenkorn in die Erde, so gedeiht unter Beifügung von Wasser und Einwirkung von Sonnenlicht im Schoße der Mutter Erde neues Leben. Die Pflanze wächst; aus dem Blütensproß entsteht, als höchste Vollendung ihrer Bestimmung, die Blüte in ihrer mannigfaltigen Pracht.

Wie alles Leben ein ewiges Werden und Sterben ist, erfolgt nach der Blüte die Zeit der Ruhe, bis aus dem geernteten Samen der Pflanzengattung entsprechend wiederum neues Leben entsteht.

Das „Werden" eines Menschen als das höchstentwickelte Lebewesen auf Erden erfolgt ähnlich dem der Pflanze, nur daß der Nährboden nicht die Mutter-Erde, sondern seiner Art entsprechend die leibliche Mutter die Gebärerin neuen Lebens ist. Aus ihrem Schoß entsteht das durch den väterlichen Impuls gezeugte Leben.

Jede Frau sollte sich der hohen Auszeichnung bewußt sein, Mutter zu werden, Leben zu vermitteln, zu beschützen und den jungen Menschen für das Leben in der Gemeinschaft zu erziehen.

Ein Kind zur Welt zu bringen ist der natürlichste Vorgang, d. h. er wäre es, wenn unsere Lebensführung noch natürlich wäre.

*Eine Blume braucht Sonne,
um Blume zu sein.
Ein Mensch braucht Liebe,
um Mensch zu werden.*

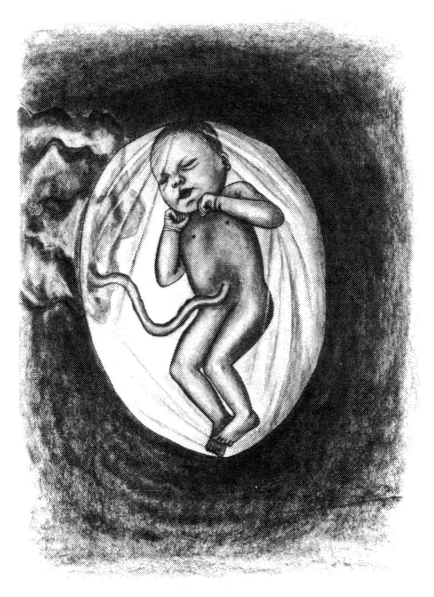

Warum und wodurch sind wir geschädigt?
- durch denaturierte Nahrungsmittel
- durch Bewegungsmangel
- durch Sauerstoffmangel
- durch zu intensive Sonnenbestrahlung
- durch zu geringe Flüssigkeitsaufnahme
- durch geringe Qualität bei großer Quantität der Nahrung
- durch zu wenig Schlaf
- durch destruktives Denken
- durch Stuhlverstopfung und Übersäuerung
- durch Alkohol-, Drogen-, Medikamenten-, Salz-, Gewürz-, Koffein- und Nikotinmißbrauch
- durch psychische und physische Überbelastung.

Eine vernünftige, den natürlichen menschlichen Gegebenheiten angepaßte Lebensweise wäre die Grundlage für die Harmonie von Körper, Seele und Geist. Gerade in der Zeit der Schwangerschaft ist es beglückend, sich selbst kennenzulernen, Ordnung in sich zu schaffen und diese auch wahrzunehmen, denn: Nichts ist drinnen, nichts ist draußen, denn was innen ist, ist außen.

Ist es nicht einen Versuch wert, dem kleinen, in uns heranwachsenden Leben die optimale Voraussetzung für seine physische und psychische Entwicklung zu geben?

Ismakogie hilft uns dabei! Durch Ismakogie können bereits vor der Schwangerschaft bestandene Haltungsfehler, die unter Umständen verstärkte Probleme während dieser Zeit verursachen und so die schönsten Abschnitte im Leben einer Frau negativ beeinflussen, gemildert bzw. durch das Bewußtmachen verhindert werden.

Das Wertvollste, was der Mensch
in seinem Leben hat,
ist die Mutter.

Durch die natürliche Schwangerschaft und Geburt erleben sowohl Mutter als auch Vater die beglückendste Zeit ihres Lebens.

Das Kind, das durch liebevolle Blicke, Gesten und den warmen Ton der vertrauten Stimme auch schon im Mutterleib die Zärtlichkeit und Geborgenheit „seiner" Familie spürt, wird prächtig gedeihen.

Familienleben bedeutet gegenseitiges Freudemachen! Heitere und tröstende Worte, je nach Gegebenheit, ein Lächeln, ein Streicheln, ein sanftes Wort, und das auch schon während der Schwangerschaft! Geben wir unserem Kind doch ein „echtes" Zuhause! Einen Ort der Geborgenheit, Wärme, Liebe, von der Zeugung an. Versuchen wir friedlich miteinander zu leben, die Harmonie wird sich wohltuend über die Familie hinaus verbreiten. Für unsere Kinder ist nicht der Urlaub, das Auto oder der Farbfernsehapparat das wichtigste, sondern ob wir Zeit für sie haben. Zeit für ein Gespräch, Zeit für ein Spiel, Zeit, damit sie sich uns anvertrauen können. Das wäre Familienleben!

Nur so wird die Zahl der sozial Abwegigen, der Neurotiker, Selbstmörder und Straffälligen sinken. Wir müssen durch unser Handeln den Kindern ein gutes Vorbild sein, sie brauchen vor allem unsere Zuneigung, denn lebenstüchtige Menschen erzieht man nicht durch Prügel, sondern durch Lebensermutigung!

11. Kapitel

Dein Auftrag des Schöpfers ist es, Frau zu sein – versuche das Beste daraus zu machen

Liebt einander! Wie ich euch geliebt habe, liebt auch ihr einander. Das wird das Zeichen sein, an dem die Menschen sehen werden, daß ihr zu mir gehört: daß ihr einander liebt!

JOHANNES 13

Wie oft wird aber die Liebe durch das Besitzenwollen vergewaltigt? Nur in unbedingter Freiheit kann sie sich voll entwickeln und immer weiter vertiefen.

Jeder Zwang ist wie der Frost des Herbstes über dem Kelch einer Blüte. Daher sollte sich jede Frau vor Augen halten, daß weder der Mann noch unsere Kinder, auch nicht die Erde unser Besitz sind.

Den Mann sollten wir als Partner und Lebensbegleiter sehen; unsere Kinder sind uns zur Erziehung und zu ihrer Evolution anvertraut, bis sie ihre eigenen Wege gehen können. Grund und Boden sollten wir hegen und pflegen, nicht in Besitzgier und ausbeuterischen Gedanken, sondern so, daß viele Generationen nach uns noch ihre Nahrung darauf finden.

Die Frau von heute ist im Begriff, sich aus ihrer Rolle, in die sie das jahrhundertelange, übertriebene Patriarchat gebracht hat, zu lösen.

Die Frauenbewegungen, die um die Gleichberechtigung der Frauen kämpfen, schlagen vielfach fehl, da mit deren Forderungen die Frau aus ihrer eigentlichen Rolle verdrängt wird.

Fälschlicherweise wird dadurch die männlich wirkende Frau als emanzipiert dargestellt. Diese Entwicklung basiert nicht auf Naturgesetzen und ist demnach zum Scheitern verurteilt.

*Suche im Geliebten nie Dich selbst
und die Erfüllung Deines eigenen Verlangens nach Glück,
sondern suche in verstehender Hingabe
die Bejahung und letzte Entfaltung seiner Eigenart.
Dann wird Deine selbstlose Liebe Dich zum Blühen bringen
und Dir ungeahnte Erfüllung schenken.*

Ebba WAERLAND

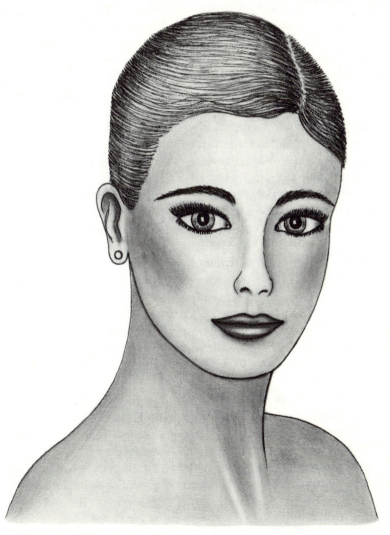

Grundlage einer glücklichen Ehe ist außer Liebe die gegenseitige Achtung des Partners.

Auch im 20. Jahrhundert sucht der Mann das Weibliche, das Weiche, das Anschmiegsame. Er sucht aber auch den Partner, eine Mutter für seine Kinder; er sucht die Frau, die ihn akzeptiert und schätzt und die mit ihm gemeinsam durchs Leben gehen will.
Aber nicht nur die Frau von heute hat sich gewandelt! Auch „er" ist ja aus seiner Rolle verdrängt worden. War er es, der früher das Geld nach Hause brachte – so war es doch noch vor etlichen Jahrzehnten –, so verdient die Frau heute oft mehr bzw. gleichviel. Für unsere Groß- und Urgroßväter wäre es diskriminierend gewesen, mit einem Kinderwagen auf der Straße gesehen zu werden oder das Baby zu wickeln bzw. es später in den Kindergarten zu bringen. Undenkbar war es, im Haushalt zu helfen oder Einkäufe für den Haushalt zu tätigen.
Leider wird der Mann heute oft lächerlich gemacht, als sog. Hausmann mit Schürze usw. Ist es nicht fair, wenn er uns im Zeitalter, wo Mann und Frau ihrem Beruf nachgehen, im Haushalt entlastet?
Gehört aber nicht von seiten des Mannes ein großes Stück Toleranz dazu, wenn unser Haushalt nicht mehr so perfekt ist wie der unserer Mütter und Großmütter? Ist es nicht auch die Nachsicht unserer Männer, die uns einen weiteren Schritt in unserer beruflichen Karriere tun lassen?
Deshalb sollten wir unserem Manne dankbar sein für all sein Verständnis, ihm dabei Partnerin und Geliebte sein und bleiben, primär aber das sein, wozu wir von der Schöpfung bestimmt sind: Frau zu sein! Wieviele Frauen aber neigen nur allzusehr dazu, darin etwas Minderwertiges zu sehen?
Wenn Sie in diese Situation kommen, stellen Sie sich ehrlich die Frage: Warum sind Sie nicht gerne eine Frau?
Hängt es damit zusammen, daß Sie glauben, Männern ginge es viel besser, sie hätten mehr Rechte, Freiheit usw.?
Sie wurden in dieses Leben als Frau hineingeboren, hadern Sie nicht mit Ihrem Schicksal, sondern nehmen Sie es in Dankbarkeit an. Denken Sie, daß Sie einzigartig sind, nehmen Sie sich selbst an: Sie sind eine Frau! – das wäre Emanzipation!

Jeder von uns sollte dabei in Liebe an seine eigene Mutter denken, die uns das Leben geschenkt hat, denn: Kein Mensch hat einen besseren und ergebeneren Freund als sie! Menschen haben zufällige Väter, aber zufällige Mütter gibt es nicht. Wenn wir uns vor Augen halten, wie sehr jeder von uns seiner Mutter verpflichtet ist, so muß das Gefühl einer grenzenlosen Ergebenheit und Liebe zu der, die uns unter dem Herzen getragen hat, die einzige Antwort und das überwiegende Gefühl über alle übrigen Gefühle des Menschen sein.

Die echte Liebe, die wir in ihrer reinsten Form im liebenden Mutterherzen finden und die sich selbstlos und opferbereit in nie versiegendem Verstehen und dienender Fürsorge hingibt, wie selten finden wir sie in der Bindung zwischen Mann und Frau!

Sucht man in der Natur die Verschiedenheit,
dann sind selbst die Blätter
an einem Baum voneinander verschieden.
Sucht man aber die Einheit,
dann ist das ganze Universum eins.

TSCHUANG-TSE
(chin. Philosoph)

Dr. rer. nat. D. GÜMBEL[52]) führt in seinem Buch „Ganzheitsmedizinische Hauttherapie mit Heilkräuteressenzen" folgendes aus:

In jeder einzelnen Körperzelle des Menschen finden wir 23 Chromosomenpaare im Zellkern, d. h. 46 Einzelchromosomen.

Von diesen bildet das jeweils letzte Paar die Geschlechtschromosomen. Bei Frauen findet man hier zwei X-Chromosomen, beim Mann ein X- und ein Y-Chromosom.

Das X-Chromosom ist das weiblichkeitsbestimmende, und das Y- das männlichkeitsbestimmende Chromosom. Letzteres produziert ein Enzymeiweiß, das sog. H-Y-Antigen, welches dafür verantwortlich ist, daß sich aus der geschlechtlich indifferenten Keimdrüsenanlage ein Hoden entwickelt und gleichzeitig die Entwicklung von Eileiter und Gebärmutter unterdrückt wird.

Die Frau ist chromosomatisch bzw. genetisch eingeschlechtlich. Der Mann ist androgyn, d. h. weiblich und männlich bzw. zweigeschlechtlich.

Die Geschlechtschromosomen produzieren mit Hilfe ihrer Genenzyme die Geschlechtshormone:
ANDROGENE = männliche Hormone.
ÖSTROGENE = weibliche Hormone.
Hauptsächlich werden sie in den Keimdrüsen und zum kleinen Teil auch in der Nebennierenrinde produziert.

Diese Geschlechtshormone entfalten in allen Körperzellen ihren Einfluß. Wie die Naturwissenschaft feststellte, ist genetisch gesehen der männliche wie der weibliche Körper primär weiblich. Die Brustwarzen beim Manne beweisen, daß der biologische Bauplan weiblich ist. Das weibliche Bild stellt den unmittelbar im Erbgut festgelegten Bauplan des Menschen dar.

Der Mann dagegen ist eine Spezialform, die irgendwann in der langen Evolutionsgeschichte als Abwandlung des weiblichen Bauplanes entstanden ist (lt. KNUSSMANN). Wie bereits erwähnt, hat die Frau in ihren Körperzellen zweimal das X-Chromosom, daher dominiert ihr Aufbaustoffwechsel; das zeigt sich deutlich im typisch weiblichen Fettansatz an Hüften, Gesäß, Oberschenkel, Armen und Beinen. Das Unterhautzellgewebe ist bei Frauen wesentlich stärker als beim Mann ausgebildet. Der Anteil an Fettgewebe macht bei der Frau nahezu doppelt so viel aus als beim Mann. Da der Mann chromosomatisch zweigeschlechtlich ist, hat er einmal durch sein X-Chromosom einen aufbauenden Stoffwechsel wie die Frau, der sich aber bei ihm mehr im Aufbau von Muskelgewebe anstatt Fett zeigt.

Durch das zweite Chromosom, Y, wird der Abbaustoffwechsel verstärkt; somit der Aufbaustoffwechsel reduziert, sodaß der Mann gegenüber der Frau eine geringere Regeneration besitzt. Beim Mann ist auch der Grundumsatz (Verbrennungsstoffwechsel) wesentlich höher.

Die Frau läuft allerdings heute Gefahr, durch eine in den letzten Jahrzehnten zunehmende männliche Lebensweise (Berufstätigkeit und der damit verbundenen Verantwortung, rauchen, trinken, freie sexuelle Beziehungen, selbständiges Entscheiden in allen Lebensfragen, durch Scheidung auch oftmals bedingt die alleinige Verantwortung der Erziehung ihrer Kinder u. v. a. m. . . .) ihren Androgenspiegel zu hoch zu treiben und frühzeitig zu vermännlichen bzw. zu altern. Die daraus entstehenden Probleme bringen tiefgreifende psychische Affekte mit sich.

Beim Mann gibt es durch die zweigeschlechtliche Veranlagung auch zwei verschiedene Alterungsmöglichkeiten:

1. der bereits geringe Östrogenanteil nimmt ab – er sklerotisiert (= verhärtet) im wahrsten Sinne des Wortes. Östrogen allein sichert nämlich das Wasserbindevermögen und verhindert die Austrocknung!!
2. oder er verweichlicht, d. h. erschlafft psychisch und physisch. Dieses ist häufig bei starken Biertrinkern (durch den Östrogengehalt des Hopfens) zu beobachten.

Es gilt daher, Harmonie im körperlich-seelisch-geistigen Bereich anzustreben. Der Frau von heute sind durch ihre Berufstätigkeit doppelte Belastungen (physisch und psychisch) auferlegt. Die wichtigste Aufgabe der Frau sollte aber trotzdem das Wohl ihrer Familie sein. Sie sollte es sein, die sich vor Augen hält, was der Sinn der Familie bedeutet, bzw. diesen Sinn zu erhalten.

Eine dieser Aufgaben der Frau ist die Versorgung der Familie, d. h. die Ernährung. Wir Frauen sind es, die die Gesundheit unserer Familie, ja die Gesundheit unseres Volkes in der Hand haben. Schon die alten Naturheiler lehrten: Der Mensch ist, was er ißt!

Doch wie sieht heute durchwegs unsere Nahrung aus? Wieviel Leid, Krankheit und Elend könnte verhindert werden, wenn wir uns wieder an die Worte PARACELSUS[53]) erinnern würden:

„Unsere Nahrung sollte unser Heilmittel sein und unsere Heilmittel unsere Nahrung!"

Tote, konservierte Nahrung, denaturierte Nahrung, u. a. Weißmehl und weißer Zucker, kann unsere Körperfunktionen nur mühsam aufrechterhalten. Lebendige, frische Nahrung, die alle essentiellen Stoffe in sich vereint und die wir in ausgewogener Form am besten im frischen Gemüse, in Salaten, Früchten, Nüssen und Vollkornprodukten finden, läßt unseren Körper frisch und vital sein und bleiben und uns unsere Pflichten mit Freude erfüllen.

Bewegung ist unsere erste stumme Sprache!

Neben Bewegung zählt die natürliche Ernährung zu den wichtigsten Säulen unserer Gesundheit, wie wenig wird das von uns Frauen in der heutigen Zeit bedacht?

Doch können Fehler in der Lebensführung nicht dadurch beseitigt werden, daß wir plötzlich unseren Körper auf Vollwertkost umstellen; dies würde ihm wahrscheinlich schlecht bekommen. Erst einmal muß die Disharmonie ausgeglichen werden, Ordnung im Organismus geschaffen werden. Wenn Sie Ihre Kostform umstellen, tun Sie dies nicht ohne ärztlichen Rat, bitte! Es gibt heute schon sehr viele Ärzte, die ernährungsphysiologisch bestens geschult sind und Sie diesbezüglich beraten können.

Durch vernünftige Lebensweise gesundet der Körper, der Geist klärt sich und läßt uns frei sein.

Sind wir aber durch Krankheiten ständig mit unserem physischen Körper beschäftigt, vergessen wir auf die wichtigste Aufgabe: uns weiterzuentwickeln und zu entfalten!

Eine der edelsten Aufgaben der Frau ist es daher, sich um das Wohl ihrer Familie zu kümmern.

Wir sollten uns wieder besinnen, unsere Speisen mit „Liebe", Sorgfalt und wohlwollenden Gedanken – auf die Gesundheit unserer Familie bedacht – zuzubereiten.

Fertiggerichte, egal welcher Art, können niemals ersetzen, was eine Frau mit Wissen um den Frischewert unserer täglichen Nahrung zum Wohle der Familie auf den Tisch bringt.

Diese Erkenntnis beginnt bereits bei der Säuglingsnahrung! Jede Mutter sollte sich auch dabei der Naturgesetze besinnen und ihrem Kind *die* Nahrung geben, die die Natur vorgesehen hat – die Muttermilch! Nicht nur die Zusammensetzung der Muttermilch, sondern der psychische Effekt des Stillens ist durch nichts zu ersetzen. Geben wir unseren Kindern trotz gestörter Umwelt doch diese Chance!

Die Geborgenheit, die beim Stillen von der Mutter ausgeht, der Saugakt für sich, dies alles ist durch nichts zu ersetzen! Stillen bedeutet letztlich, die inneren und äußeren Bedürfnisse des Kindes zu *stillen*. Die Kunst des Stillens hat ihre Wurzel letztlich wohl in dem Frieden, den eine Mutter in Gott findet.

Jede junge Mutter sollte ihren Säugling stillen und bei ihrem Kinde bleiben, solange es möglich ist, denn es gibt keine bessere Bezugsperson für das heranwachsende Menschlein als die eigene Mutter.

Mensch wird man nicht erst mit der Geburt, sondern mit der Zeugung.

Wie schnell aus den süßen Babys Kinder, Jugendliche und letztlich Erwachsene werden, kann jeder von uns feststellen.

Frauen, denen die Verantwortung für ihre heranwachsenden Töchter obliegt, sei ans Herz gelegt, nicht leichtfertig mit der Verordnung der „Pille" einverstanden zu sein. Liegt nicht auch hier die Verantwortung für die kommenden Generationen in den Händen der Frau?

Schlucken wir heute nicht ohnehin genug Pillen? Können wir diese Verantwortung für unser Kind übernehmen? Fragen wir doch unser Innerstes dazu! Haben wir uns nicht letztlich durch diese „Errungenschaft" als Frau selbst diskriminiert?

Wie hoch ist der Preis dafür?

Die Frage, ob nicht auch unsere Nachkommenschaft mit Schädigungen zur Welt kommen wird, ist noch offen, denn die Nachkommen der Frauen, die vor der Schwangerschaft die Pille nahmen, sind heute erst ca. 15 Jahre alt.

Wenn wir eine Nation vernichten wollen, so müssen wir zuerst ihre Moral vernichten, dann wird uns die Nation als reife Frucht in den Schoß fallen.

LENIN[54])

Das sollte uns nachdenklich machen!

In einer bundesdeutschen Aktion fordert die europäische Ärzteaktion die Wiederherstellung von verfassungsmäßigen Zuständen. Sie fordert auf, Schluß zu machen mit Massenmord unter falscher Etikette und Schluß mit der Finanzierung „sozialer" Tötung durch die Krankenkassen!

Wenn heute unsere Richter nicht mehr Recht sprechen dürfen, werden es morgen wiederum unsere Enkel tun müssen, wenn sie weiterleben wollen! Oder sie werden die Alten liquidieren müssen, weil sie zu wenige sind, um deren Renten morgen zu zahlen.

Wir alle sind mitschuldig, wenn wir es uns widerspruchslos gefallen lassen, daß horrende Summen für die Direktkosten der Abtreibungen bezahlt werden und entsprechende Summen für die arbeitsunfähig gemachten Frauen, die dann die Betriebe zu bezahlen haben.

Der ungeborene Mensch – eine Ware?

Vor kurzem wurde auch in Österreich ein Skandal aufgerollt: Der Handel mit Embryonen und Föten.

Um diese wohl in erster Linie ethische Frage zu beantworten, hat ebenfalls die europäische Ärzteaktion Grundsatzfragen zur Abtreibung gestellt; wobei die Frage auftaucht, ob der Mensch bei seiner Entwicklung Tierstadien durchläuft. Das sog. „biogenetische Grundgesetz" von Ernst HAECKEL ist Unsinn. Schon die menschliche befruchtete Eizelle ist völlig verschieden von allen Tieren – auch vom Schimpansen. Wir haben auch nie Kiemen, sind nie „molchähnlich", haben keinen Schwanz oder ein Fell, wie man noch in Schulbüchern lesen kann. Schon die befruchtete Eizelle ist ein Individuum, ein Ich. Sie ist die kleinste Erscheinungsform des Menschen. So unglaublich es uns scheint: Wenn der Embryo noch nicht einmal ganze zwei Millimeter groß ist, funktioniert bereits sein Gehirn – es steuert seine weitere Entwicklung. Und wenn er dreieinhalb Millimeter „groß" ist, d. h. etwa 25 Tage alt, dann sind schon alle seine Organe angelegt: sein Herz, die Haut, das Zentralnervensystem, die Leber, die Lunge, der Darm und die Geschlechtsorgane.

Bei der gesamten Entfaltung bis zur Geburt haben wir es nur noch mit einer Änderung des äußeren Erscheinungsbildes zu tun. Ein Mensch wird nicht ein Mensch, sondern ist ein Mensch, und zwar in jeder Phase seiner Entwicklung. (Aus BLECHSCHMIDT „Vom Ei zum Embryo".)

Ist die Frau frei in ihrer Entscheidung? Auch die Behauptung, daß die Frau die Freiheit haben müsse, darüber zu entscheiden, ob sie ein Kind austragen wolle oder nicht, ist eine falsche Behauptung. Wer die Lage der ungewollt Schwangeren kennt, weiß, daß sie von Sorgen bedrückt, von Angehörigen und dem

Erzeuger bedrängt, von der Gesellschaft benachteiligt zur Abtreibung gepreßt wird. Wer wagt es, hier noch von freier Entscheidung zu sprechen, ausgerechnet dann, wenn die Frau durch körperliche und psychische Umstellung der Schwangerschaft in ihrer Entscheidungsfähigkeit sehr beeinträchtigt ist?

Hat das ungewollte Kind kein Lebensrecht? Auch die Behauptung, es sei für das ungewollte Kind besser, getötet zu werden, ist eine ungeheuerliche Verdrehung. Das ungeborene Kind will von Anfang an leben und nicht verletzt werden. Es zuckt darum zusammen, wenn es verletzt wird, es hat Todesangst wie jedes Lebewesen.

Es besteht aber auch kein Gebärzwang, denn jede Frau weiß, daß der naturgegebene Sinn ihrer geschlechtlichen Organe die Schaffung neuen Lebens ist und daß deshalb die geschlechtliche Vereinigung vor allem diesen Sinn hat. Die Partner können darauf verzichten oder die Empfängnis verhüten.

Einstimmig wurde am 20. 11. 1959 in einer UNO-Generalversammlung der Vereinten Nationen folgende Resolution 1385 (XIV) angenommen: Da die Völker der Vereinten Nationen in der Charta ihren Glauben an die Grundrechte des Menschen und an Würde und Wert der menschlichen Persönlichkeit erneut bekräftigt und beschlossen haben, den sozialen Fortschritt und einen besseren Lebensstandard in größerer Freiheit zu fördern, da die Vereinten Nationen in der allgemeinen Erklärung der Menschenrechte verkündet haben, daß jeder Mensch Anspruch auf die darin verkündeten Rechte und Freiheiten hat, ohne irgendeine Unterscheidung, wie etwa nach Rasse, Hautfarbe, Geschlecht, Sprache, Religion, politischer und sonstiger Überzeugung, nationaler oder sozialer Herkunft, nach Eigentum, Geburt oder sonstigen Umständen; da das Kind auf Grund seiner körperlichen und geistigen Unreife besonderer Schutzmaßnahmen und besonderer Fürsorge, einschließlich eines angemessenen rechtlichen Schutzes bedarf, und zwar sowohl vor als auch nach der Geburt; das Kind wird vor allen Formen der Vernachlässigung, Grausamkeit und Ausbeutung geschützt. Es darf nicht Handelsgegenstand in irgendeiner Form sein. Über diese Aspekte sollten wir, wenn wir bisher der Abtreibung zustimmten, nachdenken.

Der Mensch als das schönste und vollendetste Werk Gottes, als ein Ebenbild und als eine Welt im Kleinen, hat einen vollkommeneren und harmonischeren Körperbau als die übrigen Geschöpfe. Er enthält alle Zahlen, Maße und Gewichte, Bewegungen, Elemente! Kurz alles, was zu seiner Vollendung gehört, in sich. Alles gelangt in ihm als dem erhabensten Meisterwerke zu einer Vollkommenheit, wie die übrigen, zusammengesetzten Körper sie nicht besitzen.

Agrippa von Nettesheim
(deutscher Arzt und Philosoph)

Geben wir doch beim Liebesakt unserem Mann, unserem Partner das Gefühl der Liebe und des Friedens, nehmen wir ihn mit seiner ganzen Manneskraft in uns auf, sodaß er sich geborgen fühlt, wie einst im Mutterschoß.

Das was asiatische Mütter ihren Töchtern schon in frühester Jugend lehren, um einmal „gute" Frauen zu werden, ist es auch, was die asiatische Frau so begehrenswert macht und den europäischen Mann zur Ekstase treibt. Aber auch wir können es durch Ismakogie lernen, unserem Mann immer eine begehrenswerte Geliebte zu bleiben und trotz Geburten und vergangener Jugend das zu bleiben, wozu uns unser Schöpfer bestimmt hat: Frau zu sein!

Wenn wir es annehmen, wenn wir ja dazu sagen können, dann sind wir es auch: Die Frau, die sich der Mann vorstellt, die er liebt und verehrt!

Was ist Liebe?

Liebe ist Leben, sie ist wie alles Lebendige dem Gesetz der Entwicklung und Veränderung unterworfen. Wer glaubt, sie ein für allemal errungen zu haben, geht fehl. Wir sollten uns jeden Tag, ja jede Stunde zunutze machen, sie zu bewahren bzw. sie zu hegen und zu pflegen.

Die Liebe ist die schönste Blume des Lebens, die Licht und Nahrung braucht, um zu wachsen, um immer reichlicher zu blühen.

Für viele Frauen beginnt mit der Phase der Wechseljahre erst ihr „eigenes" Leben bzw. das Leben mit dem Partner. Die Kinder brauchen einen nicht mehr so, sie gehen jetzt ihre eigenen Wege. Im Beruf ist man gefestigt, der Haushalt läuft...

Plötzlich hat man wieder mehr Zeit füreinander, für einen Spaziergang zu zweit, einen Theaterbesuch, für Freunde, für angenehme Dinge, z. B. Urlaub zu zweit. Man wird sich auch seines Körpers, seiner Haut bewußter. Die Pflege nimmt einen festen Platz im Tagesrhythmus ein. Was man früher, mit etwa 20, nur beiläufig bzw. nebenbei gemacht hat, macht man jetzt bewußt.

Darum betrachten Sie diesen Zeitabschnitt nicht als etwas negatives, fühlen Sie sich nicht minderwertig, sondern genießen Sie es, am Höhepunkt Ihres Lebens zu stehen, sodaß man von Ihnen als von einer reifen, nicht von einer alten Frau sprechen wird.

Dazu hat Dr. M. HILLIARD folgende Aussage gemacht: *„Der Wechsel beginnt mit 45, aber das Leben mit 50."*

Wie Freud und Leid gemeinsam einhergehen, so gehen auch die harmonischen Jahre in diesem Alter meist nicht ganz ohne physische Probleme einher.

Wieviele Frauen leiden unter Stuhlverstopfung?

Neben einer ballaststoffreichen, frischen Nahrung, Bewegung im allgemeinen bzw. eine vernüftige Lebensweise vorausgesetzt, ist die Sitzhaltung, die man während eines der natürlichsten Bedürfnisse des Menschen (= beim Stuhlgang) einnimmt, von großer Bedeutung. (Siehe Übungsanleitung unter V = Verstopfung!)

Eine der Erkenntnisse von Frau Prof. Anne SEIDEL wurde wissenschaftlich durch den amerikanischen Arzt Dr. Arnold KEGEL bestätigt. Nämlich die, daß sich u. a. durch die falsche muskuläre Körperführung und Bindegewebsschwäche die Eingeweide senken, diese wiederum auf die Beckenbodenmuskulatur (= Kegelmuskel) drücken, was schließlich zur Schwächung der Schließmuskel von Harnleiter und Darm (Rectum) führt. Dieser Umstand bedeutet, daß Frauen in dieser Situation den Urin nicht mehr halten können, d. h. sie verlieren Urin beim Niesen, Lachen, Husten, Laufen.

*Die Liebe kann einem Menschen die tiefste Fülle
und die unsägliche Schönheit des Lebens offenbaren.
Aber noch viel reicher als Liebe empfangen
ist das Liebe ausströmen!*

Ebba W<small>AERLAND</small> [55])

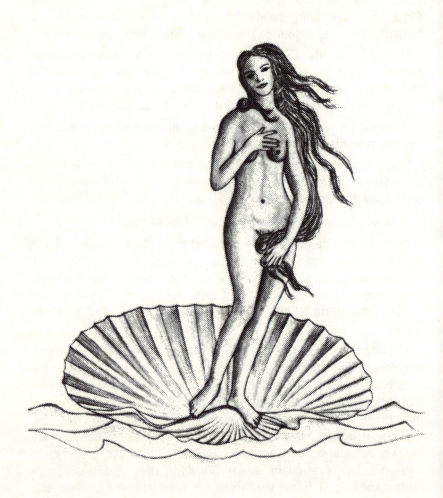

Eine wirksame Übung der Ismakogie, die ebenfalls von Dr. Paul POPENOE vom amerik. Institut für Familienfragen (American Institute of Family Relations) empfohlen wird, ist, die Beckenbodenmuskulatur dadurch zu stärken, indem man sie in Richtung des Hauptorganes zieht, d. h. man versucht den Harn zurückzuhalten. Die Ismakogie lehrt, vor dieser Übung guten Bodenkontakt aufzunehmen. Bei den Übungen stellt man sich einfach vor, man käme während eines Theaterbesuches, Empfangs, einer Besprechung etc. in Verlegenheit, die Toilette aufsuchen zu müssen. Was tut man? Man hält den Harn zurück.

Diese einfache Übung trägt wunderbar dazu bei, die Beckenbodenmuskulatur zu kräftigen, aber nicht nur diese wird dadurch aktiviert! Dadurch wird auch die Empfindsamkeit der Scheide gesteigert. Frau Prof. SEIDEL betont in ihren Vorträgen immer wieder, daß diese Übung mit dem Schließen eines Tores verglichen werden kann, bzw. dadurch alle anderen Leibesöffnungen positiv mitaktiviert werden. Frauen, die an Orgasmusschwierigkeiten leiden, kann diese einfache Übung, ebenfalls täglich, so oft als möglich, bestens empfohlen werden.

Übrigens ist diese Übung auch Männern zu empfehlen; dadurch sind sie imstande, die Ejakulation (Samenerguß) und somit den Höhepunkt hinauszuzögern.

Siehe dazu auch „Beckenboden" auf S. 114.

Orale Partnerschaft:

Die Wissenschaft hat ergründet, daß die Lust des Menschen am Baden im unbewußten Fruchtwassererleben liegt. Orales Begehren des Mannes nach der Frau ist daher nicht als obszön oder schmutzig anzusehen, sondern es ist tiefe, nie endende Sehnsucht nach der Geborgenheit im Mutterleib.

Adam im Spiegel der Ismakogie

Jeder Mann erfreut sich an weiblicher Schönheit, jede Frau sieht gerne einen menschlich-schönen Mann.

Der kosmische Urbegriff für das Wort Mensch ist DAM. Seine Bedeutung ist „Erfüllung".
Der kosmische Begriff des Wortes Gesetz ist OM.
So wurde der Mensch OMEDAM = Gesetzerfüller genannt. Daraus entstand der Name A–DAM – als erster gezeugter Mensch –, da das A im kosmischen Begriff für die Zahl Eins steht und Beginn oder Anfang bedeutet.

A trifft auch für den Planeten Erde zu; er ist der einzige Planet im SOL-System, auf dem menschliches Leben möglich ist.

Alle materiellen Lebens-Formen leben im Rahmen der schöpferischen Ordnung bzw. im Rahmen der universellen Naturgesetze.

Nach alter chinesischer Tradition vertritt der Mann den Himmel und die Frau die Erde. Das heißt, daß der männliche Körper mehr nach der Zentripetalkraft (zum Mittelpunkt hinstrebend) ausgerichtet ist. Diese ist von den Randschichten der Atmosphäre aus zum Erdmittelpunkt gerichtet. Beim Mann wandert diese Himmelskraft durch den spirituellen Kanal, der vom Kopf (Fontanelle) bis zu den männlichen Genitalien (Penis) verläuft.

Im weiblichen Körper wandert durch die Erdumdrehung die Zentrifugalkraft (Fliehkraft) vom Erdmittelpunkt aus durch die Geschlechtsorgane – Scheide und Gebärmutter – aufwärts bis zum Kopf (Scheitellinie). Natürlich empfangen beide Geschlechter sowohl Zentripetal- als auch Zentrifugalkraft, jedoch in verschiedenem Ausmaß.

Beim Mann führt die vorherrschende Himmelskraft zu einem längeren Körper, kleiner Brust, nach außen gerichteten Geschlechtsorganen sowie zu seiner seelischen Neigung, seine Ideen in irdische Wirklichkeit umzusetzen. Bei der Frau, die mehr die Erdkraft in ihrem Körper empfängt, sind die Geschlechtsorgane innen, die Brüste ausgedehnter, das Kopfhaar verlängert und ihr Verstand zieht es vor, Ordnung in der relativen, materiellen Umwelt zur Entwicklung von Schönheit und Vollkommenheit zu schaffen.

12. Kapitel

Der Sinn des Lebens

Uns rührt das Anschauen jedes harmonischen Gegenstandes. Wir fühlen dabei, daß wir nicht ganz in der Fremde sind, wir wähnen einer Heimat näher zu sein, nach der unser Bestes, Innerstes ungeduldig hinstrebt.

J. W. v. Goethe

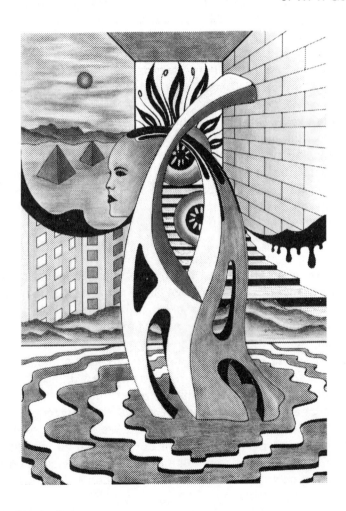

Der Mensch – woher? – wozu? – wohin?

Alles Leben ist ein Teil göttlichen Lebens, dieses durchdringt Mineral, Pflanze, Tier und Mensch. Die Frage nach dem „woher" sollten wir im Sinne einer göttlichen Schöpfung beantworten. Nichts entsteht nur durch die Bewegungsgesetze der Materie. Alles bedarf eines schöpferischen Geistes[56]) und einer göttlichen, innewohnenden Kraft.

Die Frage nach dem „wozu" ergibt eindeutig die Antwort, daß das Leben einen Läuterungsprozeß darstellt; der Mensch stellt in der gesamten Evolutionsreihe einen bestimmten Abschnitt der Entwicklung dar. Das Ende dieses Prozesses ist nicht absehbar, aber seine Richtung beantwortet auch die Frage nach dem „wohin".

Die Frage nach dem Sinn des Lebens tritt meist erst dann auf, wenn ein solcher zweifelhaft geworden ist. Für die mit Optimismus erfüllte Jugend, die eine schöne Zukunft vor Augen hat, besteht sie kaum. Die Frage entsteht vor allem durch Sorgen und Kummer, bzw. wenn die Vorstellungen, die man vom Leben hat, nicht in Erfüllung gehen. Wenn die großen Enttäuschungen, sei es beruflicher oder privater Art, beginnen und die gehegten Erwartungen oftmals Stufe für Stufe abgeschrieben werden müssen, dann wird die Frage brennend.

Der denkende Mensch sucht nach einem vernünftigen Sinn des Lebens, der für alle Erdenbürger in gleicher Weise annehmbar ist. Dieser Gedanke wirft allerdings neue Fragen auf, wenn wir einen Krüppel, einen Idioten, einen Blinden sehen. Was für einen Sinn hat dieses Leben? Gerade kritisch denkende Menschen scheitern dabei im Glauben[57]) an Gott! Doch Gott hat mit der Gestaltung des menschlichen Schicksals[58]) direkt nichts zu tun. Dieses vollzieht sich nach dem Naturgesetz von Ursache und Wirkung. Die östliche Kultur kennt dieses Gesetz als Karma[59]).

Der physische Mensch ist nicht der eigentliche Mensch, sondern der ihn belebende Geist, ohne den Leben unmöglich wäre. Nicht das menschliche Gehirn an sich denkt, sondern der menschliche Geist, der sich des Gehirns als Werkzeug bedient, um seine Gedanken in der physischen Welt zum Ausdruck zu bringen. Der Körper selbst ist mit einem Gefäß zu vergleichen; einem Gefäß, das rein sein sollte. Um dies zu erreichen oder zu erhalten, ist es notwendig, unseren physischen Körper gesund zu erhalten. Wir müssen eine Lebensweise anstreben, die es möglich macht, dem Sinn unseres Daseins gerecht zu werden.

Der Sinn des Lebens kann vom einzelnen selbst ausgehen, ebenso kann er aber auch von außen an ihn herangetragen werden. Der Mensch hat eine Stellung im Weltenall und erfüllt eine Bestimmung als Glied eines übergeordneten Ganzen. Der materialistisch denkende Mensch neigt dazu, zu glauben, mit dem Tod sei alles zu Ende, daher muß der Mensch trachten, einen möglichst großen Anteil vom Leben zu erhaschen; er will das Leben in vollen Zügen genießen und zerbricht sich den Kopf nicht über nachteilige Folgen.

Diese Weltanschauung führt zum Zusammenbruch der Moral. Die negativen Eigenschaften gedeihen üppig, die niedrigsten Instinkte und Triebe werden geweckt. Diesen Menschen entgeht völlig, daß es das Naturgesetz von Ursache und Wirkung gibt, daß jeder Mensch früher oder später für seine Handlungen zur Verantwortung gezogen wird.

Das Leben an sich ist ewig, und das Leben des Menschen auf der Erde daher nur ein kurzer Ausschnitt aus der Kette kosmischen Lebens. Jedes Leben bildet ein Bindeglied im Rahmen einer gesamtmenschlichen Evolution. Der Evolution aber ist die Vervollkommnung zugrunde gelegt, und darin liegt der Sinn des Lebens: Ewige Bewegung nach vorn, zur Vervollkommnung.

Auch der göttliche Zustand, den Christus bereits erreichte, ist das Ergebnis eines unermüdlichen Strebens nach Vollkommenheit.

In den vergangenen Jahrhunderten flüchteten die Menschen, die nach Vollendung strebten, von der Unvollkommenheit des Lebens in die Berge, in die Wälder und Wüsten und schließlich in die Klöster.

Vom heutigen Menschen aber wird etwas anderes verlangt. Er muß die Vollkommenheit in das Leben hineintragen ohne dem Getriebe des Lebens zu entweichen. In der Einsamkeit kann nur eine persönliche Vervollkommnung erzielt werden, im Zeitalter der Gemeinschaft muß die Bestrebung mitten im Getriebe des Lebens erfolgen. Man muß in der Umwelt verbleiben und versuchen, das umgebende Milieu zu verbessern.

Wer die hohen geistigen Werte vergißt, die in Wahrheit unvergänglich sind, wird früher oder später dennoch zusehen müssen, wie ihm die materiellen Spielsachen (Geld, Edelsteine und sonstige Reichtümer) genommen werden, die er wie Kostbarkeiten behütete. In der Stunde des Todes werden irdische Güter illusorisch. Die wahre Realität ist nicht das irdische Leben, sondern das höhere Leben des Geistes.

Was bedeutet Ewigkeit?
Nicht eine Million Jahre, nicht eine Milliarde, nicht eine Billion! Ewigkeit bedeutet Zeit ohne Ende.

Was ist nun ein einziges, kurzes Leben im Vergleich zu dieser Ewigkeit? Der Menschheit ist im Rahmen der Evolution eine besondere Aufgabe zuteil geworden, nämlich Bindeglied zu sein zwischen Geist und Materie. Geist ist Materie mit höchsten Schwingungszahlen. Materie hingegen ist Geist mit niedrigsten Schwingungszahlen. Geist ist nichts Abstraktes, sondern eine höhere Erscheinungsform der Materie. Etwas Abstraktes wäre nicht wandelbar und nicht entwicklungsfähig und hätte somit nicht die Möglichkeit, auf die Materie einzuwirken. Geist aber formt und belebt die Materie, und dadurch entsteht die Bewegung.

Im Geistigen bedeutet Vervollkommnung die Veredelung des Charakters. Charakterentwicklung aber ist somit nichts anderes als Transmutation der niederen Eigenschaften in höhere, d. h. Entwicklung von mehr Liebe, Rücksichtnahme, Anständigkeit, Großmut, und Umwandlung der negativen in positive Eigenschaften. Schließlich lebt in der Natur alles von der Kraft der Liebe. Von der Mutterliebe angefangen bis zur höchsten Form der Nächstenliebe. Liebe bedeutet kosmisch gesehen WÄRME und LICHT.

Werden wir uns vor allem der Einmaligkeit unserer Person, dem Wunder der Schöpfung bewußt: Diesen Geist in diesem Körper gibt es nie wieder!

ES WAR NUR EIN SONNIGES LÄCHELN,
ES WAR NUR EIN FREUNDLICHES WORT:
DOCH SCHEUCHTE ES LASTENDE WOLKEN
UND SCHWERE GEDANKEN FORT.

ES WAR NUR EIN WARMES GRÜSSEN,
DER TRÖSTENDE DRUCK EINER HAND:
DOCH SCHIEN'S WIE DIE LEUCHTENDE BRÜCKE,
DIE HIMMEL UND ERDE VERBAND.

EIN LÄCHELN KANN SCHMERZEN LINDERN,
EIN WORT KANN VON SORGE BEFREI'N:
EIN HÄNDEDRUCK BÖSES VERHINDERN
UND LIEBE UND GLAUBEN ERNEUERN.

ES KOSTET DICH WENIG, ZU GEBEN
WORT, LÄCHELN UND HELFENDE HAND:
DOCH ARM UND KALT IST DEIN LEBEN,
WENN KEINER SOLCH TRÖSTEN EMPFAND.

SO GIB, WOZU DU BERUFEN,
WORT, LÄCHELN UND HELFENDE HAND:
UND REICH UND FROH WIRD DEIN LEBEN,
WENN DU SCHENKST, WOZU DU GESANDT!

13. Kapitel

Wer bessere Wirkungen erzielen will, muß bessere Ursachen setzen: Ismakogie – die Bewegungslehre des Neuen Zeitalters

*Unsere heutige Menschheit ist das Produkt
einer Millionen von Jahre dauernden Entwicklung.
Die Evolution des Körpers war vor 500.000 Jahren
im wesentlichen abgeschlossen, dafür setzte
eine geistige Entwicklung ein,
die dank der Technik immer schneller geworden ist.
Zugenommen hat aber dabei vor allem das Wissen,
und nicht die Weisheit. Psychisch sind wir
dieser neuen Situation nicht gewachsen.
Wir müssen uns weiterentwickeln,
oder wir werden untergehen,
wir werden dann die letzte privilegierte Generation sein.*

Dr. Karan Singh
(indischer Politiker)

Die Entwicklung zeigt sich in Zyklen!

Wir haben das Zeitalter der Fische verlassen und sind in das New Age (neues Zeitalter), in das Wassermannzeitalter eingetreten. Dieses beeinflußt alle unsere Lebensbereiche! In vielem merkt man die Rückkehr zur Natur, auch eine deutliche Vereinigung von östlicher und westlicher Kultur zeichnet sich ab.

Dieses ist nicht nur beim bewußteren Essen bzw. an dem Wunsch vieler Menschen unseres Kulturkreises nach natürlicher Nahrung bemerkbar. Speziell in der Medizin besinnt man sich der natürlichen Heilweisen – Kräuterheilkunde, Homöopathie, Wasserheilkunde, Magnetismus, Akupunktur, Fastenkuren usw. Aber auch in der Baubiologie besinnt man sich wieder natürlicher Baustoffe, wie Holz, Ziegel, Stein usw., und durch Radiästhesie wird vor Baubeginn der günstigste Platz für das zu errichtende Gebäude bestimmt.

Umweltschutz, Esoterik, Yoga, Makrobiotik, Chiropraktik – vor Jahren noch kaum gehört – sind heute für viele ein Begriff geworden.

Wir besinnen uns wieder eines natürlichen Lebens, wir kennen oder achten die Gesetze der Kybernetik und lenken unsere Gedanken auch wieder auf Gott. Ismakogie zeigt uns einen Weg der Bewegungslehre für unsere Zeit!

Frau Prof. Anne SEIDEL ist mit ihrer Bewegungslehre der Zeit sicher voraus, von vielen mißverstanden oder nicht erkannt. Über Ismakogie kann die Technik schadensfrei genützt werden! Für das Zeitalter der Raumfahrt wird Ismakogie sicher die Bewegungstherapie, denn wie heißt es in der Lehre der Ismakogie: Sie kann von jedermann, jederzeit, überall ausgeübt werden.

Selbst in der engen Umgebung eines Jets, eines Raumschiffes oder im Krankenbett können wir durch Ismakogie unsere Muskeln aktivieren. Die Bewegungstherapie der Ismakogie ist überall und jederzeit praktikabel! Die Medizin hat in den letzten 100 Jahren Gigantisches geleistet, speziell die Chirurgie vollbringt heute Phantastisches, doch mehr und mehr erkennt man, daß der Mensch aus einer Einheit besteht, bzw. daß der Ursprung der Krankheiten vielfach psychisch bedingt ist.

Wie Dr. Karan SINGH aufzeigt, sind wir heute den psychischen Anforderungen nicht gewachsen. Ismakogie hilft uns, Harmonie zwischen psychischem und physischem Körper zu schaffen.

14. Kapitel

Übungsanleitungen

Die muskuläre „Gebrauchsanleitung" ist in jedem Körper als wundervolles Ordnungssystem zu erkennen, wird aber kaum „gelesen".

Prof. Anne Seidel

Gott müßte Gesetzestafeln in die Wiege legen, damit sein schönstes Werk nicht mutwillig zerstört wird. Jeder Mensch müßte schon als Kind die leiblichen Ordnungen verstehen und erfüllen lernen, denn der gesunde Instinkt geht – besonders bei Großstadtmenschen – mehr und mehr verloren.

Für die muskuläre Steuerung muß man dem Körper das System ablauschen, das er selbsttätig äußerst ökonomisch einsetzt bzw. erfüllt, wenn er nicht auf Fehlbeanspruchung fixiert wird.

Selbstverständlich müssen für die Durchführung vorstellbare Begriffe und leicht verständliche Übungen gesetzt werden. Das Grundrezept ist für alle Menschen gleich, das Resultat jedoch keine Gleichmacherei, sondern in allen Fällen eine Bereicherung der persönlichen Aussage. Sicherheit, Bewegungsfreiheit und das Erkennen der körpereigenen Lebensrhythmik stellen sich ein. Beugen und Strecken, Querspannung und Längsspannung fließen ebenso durch den ganzen Körper wie das Blut, die Lymphe und andere Lebensströme, von oben nach unten, von unten nach oben. Die verschiedenen Muskeln und Muskelgruppen treten zueinander in Beziehung, reihen sich zu Bewegungsketten aneinander, wirken energieverteilend bis in die peripheren Bezirke und bis in die mitschwingende Haut, sichern die Formschönheit, sind *Gesundheitsvorsorge!*

Über das naturgesetzlich wohlgeordnete Wechselspiel zwischen Beuge- und Streckmuskelaktionen, das in allen Varianten der Anpassung an die Umwelt mit der Atmungstiefe übereinstimmt, hält sich der aufgerichtet lebende Mensch lebenslang in Schwingung.

Hauptamtlich treten für das ganzkörperliche Schwingen, sichtbar oder unsichtbar vollzogen, die vielfältigen Sonderfunktionen der beeinflußbaren Muskeln kettenähnlich, in gegensätzlich verlaufenden, einander wechselseitig auslösenden Kontaktbahnen zueinander in Beziehung – äußerlich formführend, innerkörperlich stauungsfrei aktivierend –, immer unter Einschluß der mimischen Muskulatur.

Gleichlaufend wirken gut federnde Muskelpolster positiv mitbestimmend auf die Elastizität der Haut. Auch Fühlen und Denken, Erleben und Erkennen schwingen mit, und die Sinnesorgane sind aufnahmegerecht beteiligt. Das Schwingen belebt naturgesetzlich die Einheit, gleichviel ob es unbewußt oder bewußt, unsichtbar oder sichtbar vollzogen wird.

Alles ist mit Allem verbunden, im menschlichen Körper wie im Kosmos oder im Sandkorn!

Dieses Ineinanderwirken beeinflußbarer Lebensprozesse im eigenen Leibe zu entdecken und bedarfsbedingt positiv zu beeinflussen, ist Weg und Ziel der Ismakogie!

Der Übungsplan hält sich, bis in die kleinsten Einzelleistungen der beeinflußbaren Muskeln,
– an die erkennbaren körpereigenen Ordnungsgesetze,
– an die verfolgbaren muskulären Kontaktbahnen,
– an die selbsttätig kräftesparende, körpereigene Ökonomie,
um den besten muskulären Energiebeitrag zur Entwicklung der Lebenseinheit Mensch auszulösen.

Von den Primär-Übungen ausgehend werden körpereinheitlich, vom physiologisch idealen Bodenkontakt der Fußmuskelpolster aufsteigend, alle lokalisierten Aufgaben der beeinflußbaren „gelenkbewegenden" Muskeln funktionsgerecht geübt, bewußt in die Bewegungskette eingereiht und nicht mehr vernachlässigt bzw. bedarfsgerecht aktiviert.

Das bewußte Nachvollziehen der vorgegebenen muskulären Aufgaben weckt das Gefühl der Mitverantwortung für die lebenslange leiblich-geistige Entwicklung und deren Aussage.

Unser Körper – sinnvolles Instrument!

Die aufrechte Haltung ist eine menschliche Eigenart. Wenn wir unbefangen einen ruhig stehenden Menschen betrachten, werden wir überrascht feststellen, auf welch kleiner Grundfläche er eigentlich steht. Die größte Breite und der größte Umfang seines Körpers liegen in den Schultern.

Die Grundfläche wird, wenn wir beide Füße parallel zueinander stellen, von einer Verbindungslinie beider Spitzen und Hacken und von den äußeren Fußrändern begrenzt. Sie wird weiters vergrößert, wenn wir die Spitzen der Füße auseinander stellen.

Wir gleichen einem auf die Spitze gestellten Kegel. Man kann die Unsicherheit dieser Haltung feststellen, wenn man mit geschlossenen Augen und Füßen steht. Nach kurzer Zeit beginnt man zu schwanken und muß durch Muskelarbeit die Haltung sichern. Erst wenn man einen Fuß versetzt – also die Unterstützungsfläche vergrößert –, steht man ruhig und fest. Unsere aufrechte Haltung ist also nicht so selbstverständlich, wie es zunächst scheint.

Ein Blick auf das Tierreich zeigt uns, daß fast alle auf dem Land lebenden Wirbeltiere auf vier Gliedmaßen gehen. Nur im Laufen entfernen sie für ganz kurze Zeit ein oder zwei Beine vom Boden.

Tiere können sich zeitweilig aufrichten, mehr oder weniger lang in dieser Lage verharren. Wie etwa die großen Dinosaurier in grauer Vorzeit, das Känguruh oder die Menschenaffen. Durch das Aufrichten bekommt das Tier größeren Überblick über das Gelände, Nahrung und Feinde können früher erkannt werden. Aber keines dieser Lebewesen kann in der gleichen Weise so aufrecht stehen und gehen wie ein Mensch. Bei allen Tieren sind Ober- und Unterschenkel sowie Füße mehr oder weniger gewinkelt. Sogar die Menschenaffen haben ihre Beine noch nicht ganz durchgedrückt. Sie stützen sich auf ihre recht langen Arme, sind aber nicht fähig, so aufrecht zu gehen wie der Mensch. Mit ihren eigentlichen – oberen – Bewegungsorganen hangeln sie sich durch das Gewirr der Äste im Urwald. Ihr Becken ist daher auch anders geformt als das der Menschen. Wenn bei den erwähnten Tieren die Oberschenkel nach vorne gerichtet sind, so hat dies den Vorteil, daß durch den Knick Ober- und Unterschenkel der in der Höhe der Lendenwirbelsäule gelegene Schwerpunkt an die ihn unterfangende Unterstützungsfläche angenähert wird. Dadurch wird die Gleichgewichtslage verbessert.

Bei uns sind die Beine zum Bewegungsorgan geworden. Die Arme sind völlig – außer in frühester Jugend – vom Boden getrennt. Nur der Mensch geht und steht aufrecht, mit durchgedrückten Knien.

Das Problem unserer Haltung und unseres Ganges ist also ein Schwerpunktsproblem. Wenn unsere Vorfahren sich aufgerichtet haben, dann ist diese Bewegung genau wie bei allen Tieren, die sich vorüber-gehend aufrichten, in den beiden Hüftgelenken erfolgt.

Durch das Aufrichten unseres Körpers sind Hand und Arm von der Fortbewegung befreit worden.

Der Vogel benötigt die vorderen Gliedmaßen zum Fliegen, der Maulwurf zum Graben, der Seehund zum Schwimmen, der Affe zum Klettern. Uns sind sie frei für viele Tätigkeiten. Durch den aufrechten Gang ist das Bein stärker geworden, im Gegensatz zu den Armen. Die Proportionen gegenüber den Primaten sind augenscheinlich verändert.

Zeigt her eure Füße . . .

Uns fällt weiters auf, daß der Fuß, auf dem wir stehen, auf den die ganze Last des Körpers drückt, ein Gewölbe mit zwei sehr verschieden langen Gewölbeschenkeln aufweist. Das Röntgenbild beweist, daß der Fuß aus Einzelknochen besteht. Die Knochenbälkchen gehen durch alle Knochen und sozusagen alle Gelenke hinweg, als ob der Fuß ein einziger großer Knochen wäre. Das Gewölbe aber ist nicht starr. Unter wechselnder Belastung ändert es seine Form. Die Muskelketten, mit denen unser Körper ausgestattet ist, umfassen und erhalten auch das Fußgewölbe. Und wieder beweist sich, wie der Fuß und seine Form verstanden werden können: als Teil eines Ganzen.

Übrigens ist es ein von der Wissenschaft noch immer nicht geklärtes Phänomen, wie wir in den Besitz eines so gebauten Fußes gekommen sind. Müssen wir in ihm den Kletterfuß baumbewohnender Vorfahren sehen, die ein solches Gewölbe den runden Stämmen wunderbar anschmiegen konnten? War die Aufrichtung unseres Körpers nur möglich, weil das Gewölbe schon da war? Ist es nicht auch sonderbar, daß nur der Mensch als einziges Säugewesen eine verstärkte erste Zehe hat?

Der Übungsaufbau der Ismakogie sollte über die körpereigene Ordnung der muskulären Kontaktnahme „bewußt" eingehalten und der Muskelsinn aktiviert werden. Über den guten Bodenkontakt, Großzehenführung, Bildung von rechten Winkeln, Fersenenge/Fersenlänge, Aktivierung der Fußgewölbe, Sprunggelenke, Unterschenkel, Kniegelenke, Führungsaufgaben der Oberschenkel, Hüftgelenke folgt die Urbewegung aus der Körpermitte.

Wirbelsäule und Bandscheiben werden ent- und belastet, Längsspannung (Schlankspannung) wechselt mit Querspannung bzw. Grundspannung (= goldene Mitte); Spannungswechsel erfolgt sicht- und unsichtbar.

In weiterer Folge aktivieren wir Schultergürtel bis Fingerspitzen mit allen Gelenken; die Atmung und die Bewegung erfolgen bei richtiger Körperführung in Übereinstimmung. Ferner werden Haltungskontrolle- und -korrektur sowie Umweltkontakte gefördert.

Hals-Kopfgelenk, Schädelhaube, Kiefergelenke, Ohren, Zungenbein- und Zungenmuskulatur sowie Mundboden werden in die Übungen miteingeschlossen. Die Nase als Beginn und Ende des muskulären Atmungsweges, die mimische Muskulatur und selbstverantwortliches Mit-Gestalten der leiblich-geistigen Einheit des Körpers sind integrale Begriffe im ismakogenen Übungsablauf.

Die Anleitungen in diesem Buch sind ein kleiner Ausschnitt aus einer Vielzahl von Übungen.

Die ausgebildete Ismakogielehrerin geht in Kursen auf spezielle Probleme des einzelnen ein, verdeutlicht die bisher gemachten Fehler durch Bewußtmachung der Fehlhaltungen und lehrt, diese zu korrigieren.

Übungen (Erklärung der Abkürzungen):
St = Stand (2 rechte Winkel)
Ss = Sesselsitz (4 rechte Winkel)
Bs = Bodensitz (3 rechte Winkel)
L = Liegen (Rückenlage)
Übungen sollen rhythmisch, eventuell mit Musikuntermalung durchgeführt werden. Jede Übung 2- bis 8mal wiederholen.

Grundregeln der Ismakogie:

Wie bereits im Kapitel 6 erwähnt, waren sich schon alte Kulturvölker, z. B. die Ägypter, der Wichtigkeit der Winkelbildung bei der Körperführung bewußt.
 Natürlich sollte man auch beim Stehen, Liegen und im Bodensitz auf die naturgerechte Winkelbildung achten.

Beim Stehen und Liegen finden wir zwei rechte Winkel vor:
  Hals – Kinn
  Fuß – Unterschenkel
Durch Schuhe mit hohem Absatz oder nachlässige Haltung wird diese naturgesetzliche Winkelbildung gestört und es kommt zur Gewöhnung an eine „schlechte Haltung." Durch die Bildung von stumpfen Winkeln wird nach und nach die Form unseres Körpers und über die Hals-Kinn-Linie auch die Formfestigkeit des Gesichtes gestört.

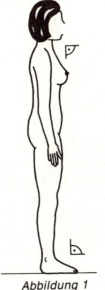

Abbildung 1

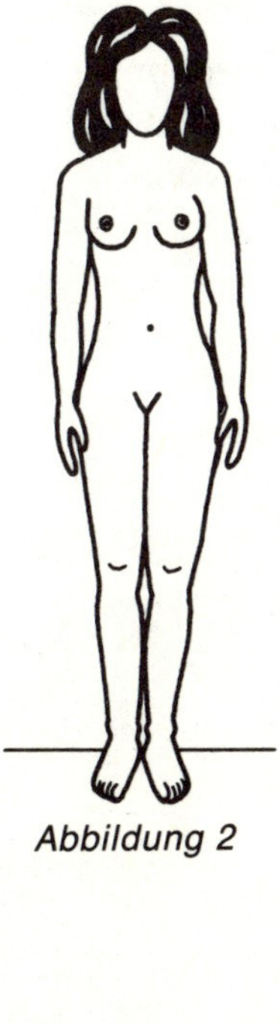

Abbildung 2

Stehen: mit 2 rechten Winkeln, Beinführung parallel, Fersen zur Körpermitte tendierend, Vorderfüße leicht auseinander führend, guter Bodenkontakt.
 Variante: Ein Bein bzw. Fuß wie vorhin angeführt, das zweite steht mit der Ferse angrenzend an das Mittelfußgewölbe oder an die Großzehe, mit nach außen gerichteter Zehenführung.

Auch im **Liegen** – und wir verbringen ja einen Teil unseres Lebens in dieser Lage – sollten wir auf den rechten Winkel zwischen Kinn und Hals achten.

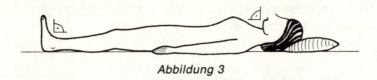

Abbildung 3

Liegen wir in weichen, hohen Kissen, so wird das Kinn gegen die Brust geführt und eine Winkelbildung ist unmöglich. Umgekehrt sollten wir aber auch nie ganz auf ein Kissen verzichten, da sonst der Kopf nach rückwärts fällt, wodurch der Hals überdehnt wird. Halsfalten können nicht allein durch Pflege der Haut mit einer Halscreme beseitigt werden, selbst muß man die Fehler erkennen und die Körperführung verbessern.

Die Winkelbildung zwischen Kopf und Hals bzw. Fuß und Unterschenkel ist speziell in der Früh sehr wirksam, um uns „wachzustrecken".

Beim **Bodensitz** (Ausgangsposition für Übungen oder im Alltagsleben, z. B. am Badestrand): drei rechte Winkel: Fuß–Unterschenkel / Oberschenkel–Beckengürtel (Leib) / Hals–Kinn.

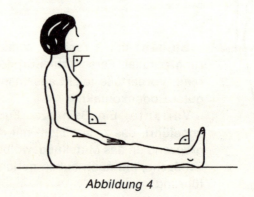

Abbildung 4

Beim **Sitzen:** vier rechte Winkel: Fuß–Unterschenkel / Unterschenkel–Oberschenkel / Oberschenkel–Beckengürtel / Hals–Kinn.

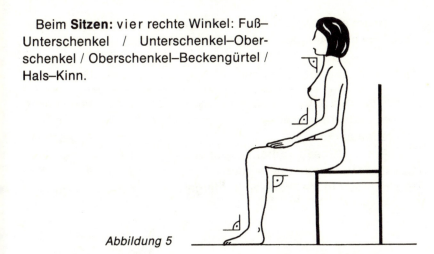

Abbildung 5

Beobachten wir am eigenen Ich und an anderen Menschen die lebensgerechte gegensätzliche Einstellung aller Gelenke, so kommen wir zur Schlußfolgerung:

Längsspannung ist Schlankspannung!!!

Wir lernen beobachten und kontrollieren am eigenen Körper . . .

Eine muskuläre Längsspannung (Strecktendenz) entsteht, wenn die

- Vorfüße (Zehen) leicht nach außen zeigen . . . . Weite (breit)
- Fersen zur Körpermitte geführt werden, bedarfsgerecht bis zum direkten Kontakt beider Fersen . . . . Enge (schmal)
- Knie auseinander tendieren (wie Vorfüße) . . . . Weite (breit)
- Hüftgelenke anlagegemäß geführt – Körpermitte schlank geformt . . . . Enge (schmal)
- Schulterblätter zueinander bzw. abwärts führend – Rücken schmal . . . Weite (breit).

Letztlich wird diese Wirkung bis ins Gesicht fortgesetzt. Wir sehen

- Gesicht und Busen, die anlagegerecht „festgehalten" sind . . . . . Enge (schmal).

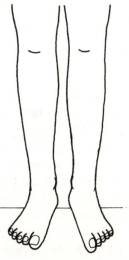

Abbildung 6

Befindet sich unser Körper in Beugephase, verläuft die muskuläre Spannungsanpassung genau umgekehrt:

Querspannung (Beugetendenz)	Gegensätze
Zehen streben situationsgerecht zueinander	eng-schmal
Fersen tendieren auseinander	weit-breit
Knie zueinander	eng-schmal
Körpermitte (Gesäß, Hüften) auseinander	weit-breit
Schultern vor-hoch, zueinander	eng-schmal
Gesicht sinkt in die Breite ab (Kiefergelenk)	weit-breit

Aber versuchen wir doch selbst! Stehend die Fersen nach außen gerichtet, die Zehen zur Körpermitte tendierend. Die Hände liegen dabei flach auf dem Gesäß oder an den äußeren Oberschenkeln bzw. den Hüften.

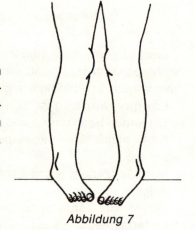

Abbildung 7

Nun führen wir die Fersen zusammen, die Zehen ragen auseinander. Ist nicht sofort spürbar, daß diese Haltung schlanker und auch größer macht? Der Grund liegt in dem Zug, der durch das Zusammenführen der Fersen entsteht und über die Körpermittellinie einen skelettumfassenden, spiralförmigen Muskelzug körperaufwärts ausübt. Dieser bewirkt eine Schlankspannung und läßt uns schmal und optimal groß erscheinen.

Daher sollten wir in jeder Körperhaltung immer auf unsere Fersen achten; diese sollten immer näher beisammen als die Vorfüße sein. Die einzige Ausnahme bildet die konträre Körperführung während des Stuhlganges.

Ein weiterer wesentlicher Punkt ist der **Bodenkontakt,** den wir bevor wir mit Übungen beginnen bzw. auch im Alltagsleben immer einsetzen sollten.

Was ist der Bodenkontakt?

Er ist die Voraussetzung für alle Übungen – im Stehen und Sitzen – und bestimmt die situationsgerechte Führung von Skelett und Muskeln des Menschen als Einheit. Er ist der größtmögliche Kontakt der Füße mit dem Boden an folgenden Punkten:
- Ferse und seitlicher Fersenaußenrand
- Kleinzehengrundgelenke (Sesambeinchen)
- Mittelfußgelenke
- Großzehengrundgelenke (2 Sesambeinchen)
- Großzehe.

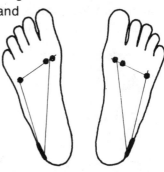

Ferse, Fersenaußenrand, Kleinzehengrundgelenk und Großzehengrundgelenk ergeben ein gedachtes Dreieck. Beim Üben ist es anfangs am besten, barfuß, mit Wollsocken oder weichen, bequemen Schuhen ohne Absatz den Bodenkontakt zu „erspüren".

Abbildung 8

Übung:

Setzen Sie sich auf einen Stuhl, achten Sie dabei auf die Winkelbildung; je nach Beinlänge sitzt man in der Regel nur im vorderen Drittel der Sitzgelegenheit.

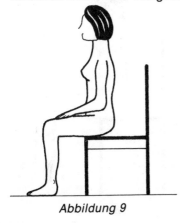

Abbildung 9

Beine sind parallel nebeneinander, Fersen an der Körpermittel-Linie, bzw. tendieren die Zehen dadurch nach außen. Nun federn wir beide Fußsohlen (fußaußenseitig) gegen den Fußboden.

Was geschieht dabei? Es entsteht ein Druck, der zur Schwerkraft entgegengesetzt gerichtet ist. Dadurch erreichen wir im Sitzen die größtmögliche Höhe, die Wirbelsäule richtet sich auf, die Bandscheiben werden entlastet, die Bauchmuskeln werden aktiviert. So kann ein vorhandenes Bäuchlein wegtrainiert werden. Auch den Fettansatz um die Körpermitte werden wir dadurch bestmöglich reduzieren.

Auch im **Wechsel von falscher und richtiger Haltung** liegen die Ansätze zu vielen Übungen.

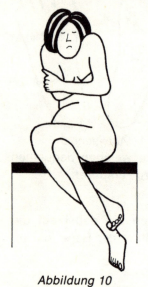

Sitzen mit verschränkten Armen und Beinen, einwärts gedrehten Füßen und gekrümmtem Rücken.

Abbildung 10

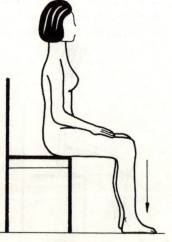

Übung:
Füße haben Bodenkontakt, 4 rechte Winkel bilden, Fersen tendieren zur Körpermitte parallel geführt oder in Schrittstellung, Wirbelsäule wird aufrecht gehalten durch Verstärken des Bodenkontaktes und wieder loslassen.

Abbildung 11

Sitzen mit vorgeschobenem Untergesicht, Halsmuskeln (Platysma) überdehnt, hochgezogene Schultern, angepreßte Ellenbogen, zusammengekniffene Lippen.

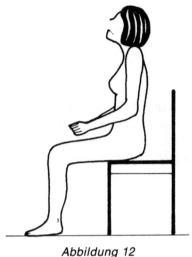

Abbildung 12

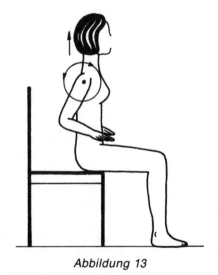

Abbildung 13

Übung:
Bodenkontakt, 4 rechte Winkel, Hinterkopf hochziehen, Nacken wird dadurch lang, Schultern über Oberarmkugeln vor – rück – tief rotieren, Kugelgelenk – Ellbogen leicht körperfern halten (wie im Vogelflug), Lippen locker lassen (nicht zusammenpressen) und Muskeln wieder in die Ruhespannung loslassen.

Stehen im Modestil, nur ein Bein belastend, das andere 1 Schritt vor, Hand auf der Hüfte aufgestützt, dadurch Verschiebung des Beckens.

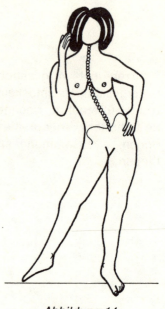

Abbildung 14

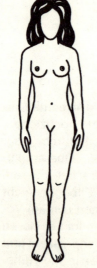

Übung:
Beine parallel stellen, Fersen tendieren zur Körpermitte, durch guten Bodenkontakt Aufrichten der Wirbelsäule und Geradestellen des Beckengürtels.

Abbildung 15

Stehen mit einwärts gedrehten Vorfüßen, wobei Arme und Schultern hängend aussehen.

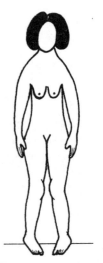

Abbildung 16

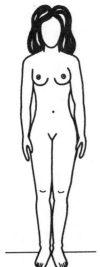

Übung:
Beine parallel stellen oder leichte Schrittstellung, Fersen tendieren zur Körpermitte, den Körper von Wirbelsäule und Muskeln tragen lassen.

Abbildung 17

Gehen mit vorgeneigtem Oberkörper, mit stark hervortretendem Gesäß (Entenhaltung).

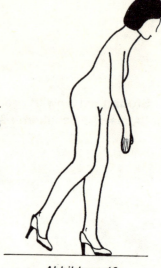

Abbildung 18

Übung:

Möglichst keine hohen Absätze tragen, da dadurch das Becken noch stärker gekippt wird, die Schritte aus der Oberschenkelmuskulatur heraus führen, Füße bei leicht nach außen zeigenden Vorfüßen von der Ferse bis zur Großzehenspitze abrollen.

Siehe auch Kapitel 11 (Beckenbodenmuskulatur) und unter „Wirbelsäule".

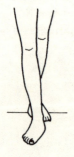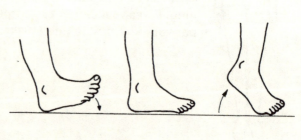

Abbildung 19

Körper – Seele – Geist von A bis Z

A

Abduktion: Abspreizen eines Gliedes von der Körpermitte nach außen (Streckermuskulatur).

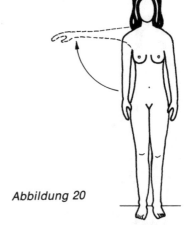

Abbildung 20

Abhärtung: Ein gesunder Geist kann nur in einem gesunden Körper wohnen! Durch natürliche Hautpflege (Reinigungs-Luft-Sonnenbäder, Hautbürstungen, Massage, Sport, Hautpflegemittel, natürliche Muskelaktivierung durch ISMAKOGIE) trainieren wir unseren Körper und stärken das Immunsystem. Dadurch sind wir widerstandsfähiger.

Achsenzug: Die erkennbare Reihenfolge in der Anschlußbeziehung aller Muskeln des gesamten Halte- und Bewegungsapparates folgt dem Ordnungsgesetz des Körpers.

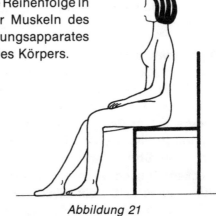

Übung:
  Ss: Ferse des rechten Beines vor die Zehen des linken Beines führen, beide Fersen drängen zur Körpermitte, Bein wechseln.

Abbildung 21

St: rechte Winkel bilden (2), Fersen an der Körpermittellinie aneinander, Vorfüße tendieren nach außen. Fußmuskulatur an der Außenseite bis in die kleine Zehenspitze strecken. Diesen Zug körperaufwärts über den Nacken bis zur Nasenspitze gehen lassen.

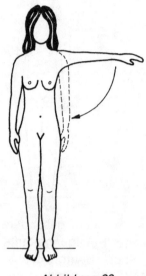

Adduktion: Heranbringen eines Gliedes zur Körpermitte hin (Beugermuskulatur).

Abbildung 22

Aerobik: Nicht für jedermann sind diese Übungen durchführbar; bei den Übungen der Ismakogie wird weich und fließend geübt.

Akupunktur: Die ersten Kenntnisse über Akupunktur (= Meridianakupunktur) sind aus alten chinesischen Schriften überliefert. Akupunktur wird heute sowohl für Gesundheit als auch für Schönheit eingesetzt. Als Meridiane bezeichnet man die nach energetischen Regeln über den gesamten Körper verlaufenden Energieströme, die sich in einer nach Einflußbereichen getrennten Linienführung von den Fingerspitzen bis zu den Zehen erstrecken. Entlang dieser Meridiane sind mehr als 1000 Akupunkturpunkte verteilt; über diese Punkte kann durch verschiedene Techniken der Energiefluß wieder aktiviert werden.

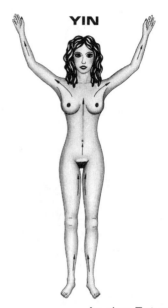 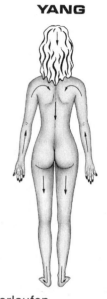

An den Extremitäten verlaufen
alle YIN-Meridiane innen   alle YANG-Meridiane außen
(volar)   (dorsal)

Alexander-Methode: Der Australier F. M. ALEXANDER (1869–1955) erkannte durch Selbstbeobachtung dieselben naturgesetzlichen Grundlagen der menschlichen Körperhaltung, wie sie Frau Prof. Anne SEIDEL in Österreich durch ihre Arbeit in der Kosmetik entdeckt hatte.

Alter: Das Alter ist das Spiegelbild der Lebensführung eines Menschen. Hierbei kommt das kosmische Gesetz von Ursache und Wirkung zum Tragen.

Angst: Angstgefühle wirken lähmend; durch Ismakogie wird unsere Selbstsicherheit gefördert und damit werden Angstgefühle gemildert bzw. beseitigt.

  Durch tägliches gedankliches Training sollte es gelingen, jegliche Angst oder Furcht abzubauen.
Soforthilfe:
  Im anderen nur das Gute sehen;
  sich mit dem Schöpferischen im anderen verbinden;

an grüne Farbe denken (sich damit einhüllen) – Verteidigungsfarbe;
Thymusdrüse aktivieren (durch klopfen).

Arbeit: Nimm Deine Aufgaben an, akzeptiere sie, so wie sie vor Dir liegen. Jede Seele hat ihre individuellen Aufgaben, keiner kann die Arbeit des anderen tun.

Arme (Ober- u. Unterarme) und Hände (Finger): Neben Falten ist eines der wesentlichen ästhetischen Probleme das Nachlassen des Spannungszustandes (Tonus) bzw. das Erschlaffen der Oberarme. Welch unästhetischer Anblick bietet sich da, wenn durch die warme Jahreszeit bedingt oder bei festlicher Kleidung schlaffe Oberarme aus ärmelloser Kleidung sichtbar werden.

Übungen:
Strecken – so oft es geht – der beiden Klein- und Ringfinger mit einem sanften gedanklichen Zug. Erstaunlich, wie das strafft!

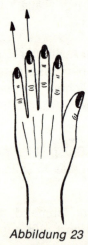

Abbildung 23

Bei unterversorgter Haut (Reibeisen- oder spröder, trockener Haut) tut man gut daran, die Haut nicht durch alkalische Badezusätze noch mehr auszutrocknen, bzw. durch ein auf die Person und den Hauttyp abgestimmtes Hautöl die Funktion der Haut wieder zu normalisieren.

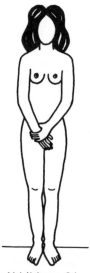

Zu vermeiden ist auch das Festhalten der Oberarme bis zum Ellenbogen am Brustkorb, das veranschaulicht nicht nur eine unsichere Körperhaltung, sondern läßt darüber hinaus den Oberkörper nicht frei beweglich sein.

Abbildung 24

Ferner sollten die Oberarme nicht ohne muskuläre Führung aufgestützt werden, dies zeigt dann ein Bild: kurzer Hals, Doppelkinn, Schultern bei den Ohren.

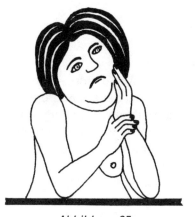

Abbildung 25

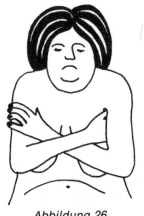

Abbildung 26

Wenn die Arme vor der Brust verschränkt werden, kommt es zur Bildung eines Hängebusens, zum Rundrücken bzw. zur muskelschwachen Bauchdecke usw.

Ebenso sollen die Finger nicht ineinander verflochten werden, da diese dabei einer ständigen Beugehaltung ausgesetzt sind.

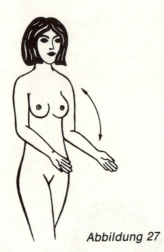

Übung:

Arme zu einer Geste des „Gebens und Nehmens" im Wechsel führen (= Strecken und Beugen). Gedankliche Stütze: einladende Geste bei Tisch, Platz zu nehmen oder zuzugreifen = Geben, oder einen wunderschönen Strauß Blumen zu empfangen = Nehmen.

Abbildung 27

Die Hände sind – neben dem Gesicht bzw. unserer Ausstrahlung – bei der ersten Begegnung sehr entscheidend; es lohnt sich daher, ihnen mehr Augenmerk zuzuwenden.

Beim Händedruck sollte darauf geachtet werden, daß die eigene Hand voll bis zum Daumenbogen in der Hand des Partners liegt. Nie sollte nur flüchtig die Hand gegeben werden; denn ist es nicht so, daß oft der Händedruck mehr aussagt als ein Wort?

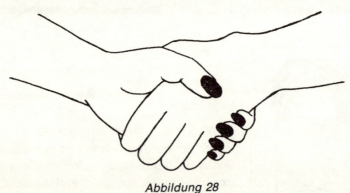

Abbildung 28

Wenn die Hände ständig kalt sind, deutet dies auf eine schlechte Blutzirkulation hin, daher ist etwas dagegen zu tun! Ismakogieübungen sind eine wirksame Hilfe bei schlechter Durchblutung!

Ein kleiner gesundheitlicher Hinweis: Quer-Längsrillen, weiße Einschlüsse im Nagel (sog. Glückszeichen), brüchige, splitternde Nägel sind immer Zeichen einer schlechten Blutbeschaffenheit und können nur ganzkörperlich, durch Vermeidung von Fehlern in der Lebensweise beseitigt werden.

Weitere Übungen:
Achter-Schleifen aus dem Handgelenk ausüben.

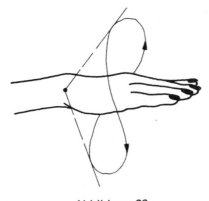

Abbildung 29

Achter-Schleifen aus dem Ellbogengelenk ausüben.

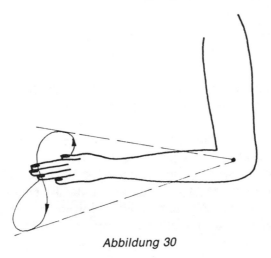

Abbildung 30

Achter-Schleifen aus dem Schultergelenk ausüben.

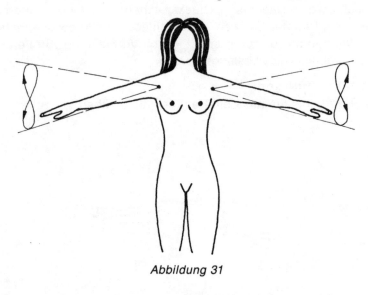

Abbildung 31

Arthrosen: Neben der ärztlichen Behandlung sollte auf eine ausgewogene Kost geachtet werden. Basenspendenden Nahrungsmitteln ist der Vorzug zu geben. Mit anfangs sanften, jedoch konsequenten Übungen der Ismakogie kann auch bei diesem Problem Besserung erzielt werden.

Astronauten: Selbst das Problem der Bewegung in dieser Raumsituation kann durch ismakogene Übungen gelöst werden.

Atmung: Jede Körperzelle benötigt außer Nährstoffen und Wasser Sauerstoff. Ist die Sauerstoffzufuhr unterbrochen, sterben die Zellen ab. Ebenso wichtig ist der Abtransport der durch den Stoffwechsel entstehenden „Abfälle" (speziell Kohlendioxid), die durch die Ausatmung ausgeschieden werden.

Bei jedem Atemzug gelangen ungefähr 500 ml Luft in die Lunge, das bedeutet pro Minute ca. 6–8 l Luft, die eingeatmet bzw. ausgeatmet werden. Mit dem ersten Atemzug bei der Geburt hat der Mensch eine bestimmte Luftmenge in der Lunge, die erst beim Tod entweicht.

Für den zivilisierten Menschen wäre es günstig, erst einmal wieder richtig, d. h. natürlich atmen zu lernen, bevor er Sport zu treiben beginnt.

1. Atemübung:

Bauchatmung im Sitzen

Im Sitzen auf Rechte-Winkel-Bildung achten (= Pharaonensitz). Handflächen ruhen auf den Oberschenkeln – Loslassen aller Verspannungen (auch quälender Gedanken).
Man beginnt mit der Ausatmung (= gründlich ausatmen), dieser schließt sich eine Atempause an, dann erfolgt die Einatmung – nicht forciert (geschehen lassen).
Diese einfache Übung sollte bei Müdigkeit sofort eingesetzt bzw. in einen täglichen Übungsrhythmus integriert werden.

2. Atemübung:

Bei der Atmung auf Nase als Anfang und Ende jedes Atemzuges achten. Diese Übung kann sowohl im Sitzen als auch Liegen gemacht werden.
1. Achtsamkeit auf die Nasenflügel, an denen der ein- und ausströmende Atem anschlägt.
2. Achtsamkeit auf die Gedanken! Nur auf die Atemluft im Bereich der Nase konzentrieren.

3. Atemübung:

Pharaonensitz. – Handflächen ruhen auf Oberschenkeln – Loslassen der Verspannungen. Augen bleiben geöffnet, Blick gegen Boden gerichtet, Lippen locker.
Konzentration auf die Bauchdecke!
Einatmen – Heben (denken)
Ausatmen – Senken (denken)
Volle Konzentration auf Heben und Senken.

> *„Im Atem holen sind zweierlei Gnaden:*
> *die Luft einatmen und sich ihrer entladen,*
> *jenes belebt, dieses erquickt.*
> *So wunderbar ist das Leben beschickt."*
>
> J. W. v. Goethe

Das Zwerchfell steuert die Atmung und überträgt damit den kosmischen Rhythmus als Atemrhythmus auf die dichteste Ebene, den physischen Körper. Durch gezielte Atemübungen schwingen wir uns wieder in den kosmischen Rhythmus der allumfassenden Ordnung ein. Es ist das Erste, was wir lernen sollten, es ist aber auch gleichzeitig das Letzte, das wir beherrschen.

Richtiges Atmen bringt uns das innere Gleichgewicht, ist das beste und wirkungsvollste Heilmittel und führt uns zur inneren Ruhe (siehe dort), zur Gedankenstille. Die Gedankenstille ist notwendig, damit neue Energien (Gedanken) in uns einfließen können. (Eine Tasse, die voll ist, läuft über, wenn versucht wird, noch dazuzugießen.) Der sanfte Atem (= in Ruhe atmen) führt zu einer positiven Veränderung im seelisch-geistig-körperlichen Sinne.

Atmungs- und Bewegungswellen: Die Atmung muß nicht getrennt geübt werden, sie ist immer im Einklang mit der naturgesetzlichen Bewegung genau richtig, denn jede richtig ausgeführte Ismakogieübung führt zu richtiger Atmung.
Der Wechsel von Streck-, Ruhe- und Beugespannung bedingt Verengung oder Erweiterung des vorhandenen Luftraumes. Atmungs- und Bewegungswellen sind daher gleichlaufend.
Bei guter Koordination ist in der Regel die Ausatmung die „Schlankspannung" (Streckphase), jede physiologisch richtige Tiefatmung ist eine Ganzbewegung bzw. eine Gesichts-Busen-Bauch-Schenkelgymnastik.
Beim richtigen Brustschwimmen z. B. ist das Beugen und Strecken bzw. die Ein-Ausatmung ganz selbstverständlich.
Durch fixierte Haltung (schlechte Körperführung) erfolgt eine Verflachung der Atmung, dadurch gelangt zu wenig Sauerstoff ins Blut. So gelangen wir oft durch Bequemlichkeit zu ungenügender Atmung; dabei ist die Versorgung unseres Körpers mit Sauerstoff durch die Atmung wichtiger als die Zufuhr von Nahrungsmitteln.
Nase: Die Nase ist der Beginn und das Ende des muskulären Atmungsweges. Auch gedanklich kann die Atmung aktiviert werden, indem man beim Einatmen (Querspannung) alles öffnet,

d. h. alles locker läßt. Den Sauerstoff einströmen zu lassen ist auch in Räumen mit schlechter Luft besser als flach zu atmen, um so von dem spärlichen Sauerstoff, der vorhanden ist, das Optimum ausschöpfen zu können.

Richtige Atmung ist die Gesichtsgymnastik.

Aufgaben: Jede Aufgabe, vor die man gestellt ist, erfordert den Einsatz der gesammelten Kraft, will man etwas Großes vollbringen. Man muß lernen, Belangloses vom Wichtigen zu trennen bzw. jede gestellte Aufgabe so zu lösen, daß sie ein anderer nicht besser machen könnte.

Aufrechte Haltung des Menschen: Der aufrecht stehende Mensch läßt verschiedene Eigentümlichkeiten erkennen, die nur ihm zukommen. Er steht aufrecht mit durchgedrückten Knien, sein Schwerpunkt liegt im labilen Gleichgewicht, er allein hat ein Gesäß, eine mehrfach gebogene Wirbelsäule, ein Fußgewölbe. Sein alle Tiere weit überragendes Gehirn hat den Schädel geformt.

Alle diese Eigentümlichkeiten hängen eben mit der aufrechten Haltung zusammen. Soviele Vorteile sie gebracht hat – sie ist gegen die Schwerkraft erfolgt und erfordert einen dauernden Einsatz.

Augen (siehe Gesicht).

Augendiagnose: Das Auge als Sinnesorgan, das wir direkt sehen können, ist ein Spiegel des Blutes, Gehirnes und der Seele.

Auf Grund der Farbabweichung der Iris kann ein auf Augendiagnose geschulter Mensch jeweils Rückschlüsse auf den Gesundheitszustand des einzelnen ziehen.

Augenpflegepräparate: Niemals zu nahe an den Lidrand auftragen, da sich die Creme durch die Hautwärme ausdehnt und so eventuell zu Irritationen des Auges führen könnte. Pflegepräparat vom inneren Augenwinkel nach außen bei weit geöffneten Augen auftragen, eventuell an der Schläfe sanften Druck ausüben.

Augentraining (Lichtbad und Meditation): Unsere Augen funktionieren nur dann einwandfrei, wenn die Blutzirkulation in Ordnung ist. Sie benötigen auch genügend Sauerstoff, der nur durch die richtige Atmung geliefert wird.

Die folgenden Übungen verbessern die Blutzirkulation der Augen sowie des Gehirns, lockern verspannte Muskeln, speziell den Augenringmuskel, und wirken gleichzeitig straffend und aktivierend.

Übungen:
Schauen Sie in die Ferne, wobei aber nicht das gesamte Panorama mit einem Blick zu erfassen ist, sondern wechseln Sie den Brennpunkt.

Ebenfalls ist das „Zwinkern" mit den Augen eine einfache, aber gute Übung; es ist ein sanftes, aber sehr wirksames „Augenbad".

Augenlichtbad: Viele lichtempfindliche Personen verwenden dunkle Gläser, viele modisch orientierte Menschen tragen Sonnenbrillen und steigern dadurch die Lichtempfindlichkeit der Augen.

Durch das Lichtbaden wird die Lichtscheu (Photophobie) reduziert. Diese tritt allerdings auch bei Mineralstoffmangel (= es fehlt speziell Kieselsäure [Silicea]) auf. Der Einfluß von Licht wirkt stimulierend auf die Retina (Netzhaut).

Das Lichtbad kann im Sonnenlicht (auch bei geschlossenem Fenster) oder mit künstlichem Licht durchgeführt werden. Man beginnt mit 1–2 Minuten täglich und steigert bis zu 10 Minuten. Bei künstlichem Licht genügt ein Strahler bzw. eine Glühlampe (40–150 Watt, je nach Verträglichkeit). Die Lichtquelle sollte so verwendet werden, daß der Schein im Sitzen (4-Rechte-Winkel-Haltung) direkt ins Gesicht fällt. Der Abstand zum Strahler sollte ca. 1 m betragen. Die Brille oder Kontaktlinsen nimmt man ab, und bei sanft geschlossenen Augen wird der Kopf nach links und rechts bewegt (siehe Abb. 121).

Augenmeditation bedeutet Ruhigstellen der Augen. Die Augenmeditation kann nach dem Lichtbad bzw. jederzeit bei Überanstrengung der Augen durchgeführt werden, wobei man je viermal Lichtbad und Augenmeditation abwechselt. Wesentlich ist, daß man aufrecht sitzt, um die richtige Atmung zu gewährleisten. Die Ellbogen werden aufgestützt (z. B. am Tisch), und mit den Hand-

flächen (Hände sollten dabei angenehm warm sein) werden beide Augen o h n e Druck auf die Augäpfel abgedeckt, sodaß kein Licht in die Augen dringen kann. Verstärkt wirksam ist die Übung, wenn man dabei an etwas Schönes oder Angenehmes denkt. Nach ca. 10 Sekunden (man zählt dabei langsam bis 10) Augen öffnen. Dabei wird man feststellen, daß die Farben, die einen umgeben, kräftiger erscheinen bzw. sich ein schärferes Bild abzeichnet.
Wenn die Augen müde sind oder die Lider sich schwer fühlen, sollte die Übung täglich gemacht werden. Dadurch wird nicht nur die Sehkraft gesteigert, sondern ganzkörperlich eine wohltuende Besserung spürbar werden.

Aura (feinstoffliche Konstitution des Menschen): Die Aura umgibt den Menschen in einem eiförmigen, regenbogenfarbigen, elektromagnetischen Strahlungsfeld. Die Farben lassen verschiedene Eigenschaften erkennen und können von darauf geschulten, sensitiven Menschen gesehen werden. Wissenschaftlich ist sie durch die „Kirlian-Photographie" anerkannt. Die Sonne erzeugt Energie, und dieses elektromagnetische Energieband resultiert in einem sichtbaren Spektrum, wie den Farben des Regenbogens, der Edelsteine, der Sterne und Planeten sowie des menschlichen Körpers. Alle strahlen die Farben des Spektrums aus.

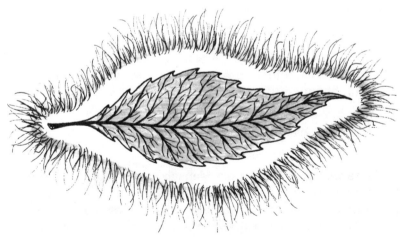

Abbildung 32: Aura eines Blattes

Aussehen: Die Schönheit der Haut hängt im Prinzip von ihrer Durchblutung ab. Die Haut erhält über das nähr- und sauerstoffreiche arterielle Blut auf Grund unserer Herztätigkeit ihre Vitalstoffe. Deshalb ist auch für die Erhaltung einer schönen, gesunden Haut unsere Ernährung bzw. Lebensweise von sehr großer Bedeutung.

Viel schwieriger ist im Körpergeschehen jedoch das verbrauchte, mit Schlacken angereicherte, kohlensäureüberladene Blut zum Herzen zurückzuführen. Bei diesem Vorgang übernehmen unsere Muskeln einen Teil der Arbeit. Wenn wir daher für unsere Schönheit etwas tun wollen, müssen wir in erster Linie für bessere Durchblutung Sorge tragen! Und wer, wenn wir uns ehrlich fragen, hat diese noch? Wieviele Kreislaufgeschädigte gibt es heute bereits bei Jugendlichen?

Vom Herzen über all unsere Organe bis zur Peripherie der Haut (nur die oberste Hautschicht ist gefäßlos) läuft ein arterielles wie auch ein venöses Kreislaufsystem. Diese beiden Systeme vereinigen sich in der Lederhaut (Corium [griech.] = Herz), daher wird diese Hautschicht auch als das Herz der Haut bezeichnet. Bei dünner Haut sind die feinen Haargefäße mit freiem Auge sichtbar. Sichtbare Äderchen deuten nicht nur auf dünne Oberhaut, sondern auch auf schlechte Durchblutung hin. Aus dem Corium erfolgt der Rücktransport des venösen, schlacken-kohlensäurereichen Blutes. Die kleinsten Venen vereinigen sich, führen über die Muskeln das Blut in die tieferen Schichten, um letztlich wieder in gereinigtem Zustand bzw. angereichert mit Vitalstoffen aus unserer Nahrung, über das Kreislaufsystem neuerlich frisches Blut in die Haut zu führen. Wir erkennen daraus, wie wichtig die gute Durchblutung für unser Aussehen ist, bzw. daß die Aktivierung unserer Muskeln dabei eine wesentliche Rolle spielt. Ismakogie hilft uns auch hier!

Ausstrahlung: Je besser ein Mensch sich an Körper – Seele – Geist fühlt, desto besser ist seine energetische Durchströmung. Diese bewirkt unsere Ausstrahlung, die gleichbedeutend ist mit Licht als Urphänomen. Ismakogie hilft uns, unsere Wirkungskraft zu steigern.

Autofahrer: Auch der Autofahrer sollte – um nicht so schnell zu ermüden – während einer Rast für ausgleichende Körperführung Sorge tragen. Ismakogie hilft dabei!

Autogenes Training: 1920 wurden von J. H. SCHULTZ Übungen eingeführt, durch die man lernt, sich körperlich und seelisch zu entspannen. Sie zielen auf die Beherrschung körperlicher Funktionen wie Muskelarbeit, Atmung und Herzschlag hin. Sie üben eine beruhigende und kräftigende Wirkung auf die Psyche aus.

Aus der Welt von Wille, Tat, Entscheidung und Aktion wendet sich der Übende geschlossenen Auges in eine Welt inneren Gestaltens, selbstgesetzter innerer Bilder.

B

Ballettänzer(innen): Als Ausgleichsbewegungstherapie für die durch den Spitzenstand überforderte Wirbelsäule und der daraus verstärkten Lordose bzw. auch zur Festigung der Persönlichkeit eignet sich Ismakogie ideal.

Bauch (siehe auch Körpermitte und Becken): Was von innen nicht in Form gehalten wird, sinkt breit nach unten ab.

Guter Bodenkontakt, Rechte-Winkel-Bildung im Stehen, Sitzen und Liegen sind die besten Voraussetzungen zur Erhaltung einer straffen Bauchdecke.

Achtung! Ein „dicker" Bauch muß kein fetter Bauch sein, sondern ist oft gebläht! Ein Mensch mit einem dicken, meist geblähten Bauch ist nicht gesund.

Das Tragen von Miederhöschen oder Miedern bewirkt ebenfalls, wie das ständige Tragen eines Büstenhalters, einen Elastizitätsverlust der Bauchdecke.

Übungen:

St: In Rechter-Winkel-Bildung und bei gutem Bodenkontakt werden vom Schambein über den Nabel führend die Eingeweide bzw. die Bauchdecke „gehoben" (gedanklich).

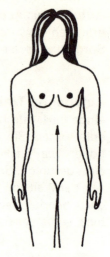

Abbildung 33

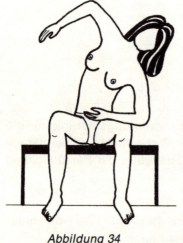

Abbildung 34

Ss: Bei gutem Bodenkontakt, Beine leicht gegrätscht, aufrechter Wirbelsäule die Arme im Ellbogen abwinkeln und zur Seite führen wie im Vogelflug; rechter Ellbogen berührt rechtes Knie, im Wechsel rechts, links. Um einen Diagonalzug anzustreben, wird der rechte Ellbogen ans linke Knie und umgekehrt geführt. Vor Armwechsel auf aufrechte Wirbelsäule achten!

Becken–Beckenschaukel, Hüfte und Gesäß (siehe auch Gelenke): Das Bein ist nicht so beweglich wie es wirkt; diese Beweglichkeit erreichen wir nur durch die Mitbewegung des Beckens.

Im breiten Becken trifft sich die Last des Oberkörpers mit den Trägern dieser Last, den Beinen.

Das Becken hat, wie bereits erwähnt, für unsere aufrechte Haltung große Bedeutung. Aus ihm entspringen drei große Fascien (Rectus-Scheide, Fascia lata und Fascia thoracolumbalis) bzw. eine Anzahl großer Muskeln.

Der starke Gegenspieler unseres großen Gesäßmuskels (M. glutaeus maximus) – er kippt unser Becken nach hinten, dadurch wirkt die Wirbelsäule in der Kreuzgegend eher flach – ist eindeutig der Musculus iliopsoas, der das Becken nach vorne neigt (Hohlkreuz).

Die richtige Haltung des Beckens steht in einer Wechselbeziehung zur Haltung des ganzen Körpers bzw. des Gesundheitszustandes. Denken wir nur an die vielfach kranken Bäuche (Gas-Kotbauch), wie sie die Naturheilkunde beschreibt. Abhängig ist sie ferner von Gewicht, Muskeltonus, Konstitution bzw. Fehlhaltung durch schlechte Körperführung (Verschiebung der rechten Winkel) bzw. durch Berufs- oder Sporterkrankungen.

Ein etwaiges Maß für die Haltung ist die Beckenneigung. Diese drückt sich durch die Winkelbildung zwischen der Linea terminalis und der Horizontalen aus und sollte etwa 55–75° betragen. Durch den großen Gesäßmuskel kann die Beckenneigung verkleinert werden, er zieht das Becken gegen den Oberschenkel nach hinten und richtet so den Rumpf auf. Der M. iliopsoas versucht, das Becken nach vorne zu neigen. Diese beiden wichtigen Muskeln werden als Beckenschaukel bezeichnet. Wir können also durch den Musculus iliopsoas das Becken nach vor kippen und somit aus der Körpermitte unseren Oberkörper nach vorne beugen. Wollen wir uns wieder aufrichten, hilft uns der große Gesäßmuskel dabei.

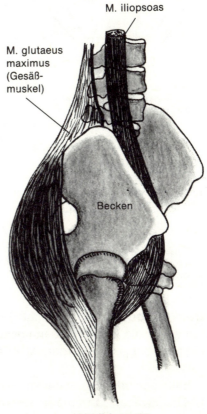

Abbildung 35

Diese beiden Muskeln sind auch für die Beweglichkeit des Beines vorwärts und rückwärts verantwortlich.

Beckenübungen:
St: gestreckte Hände – Daumen an der Körperrückseite – bilden eine Gabel oberhalb des Beckenrandes.

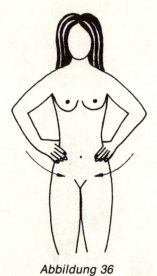 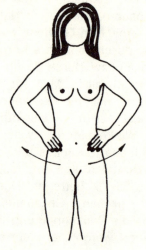

Abbildung 36 *Abbildung 37*

1. Becken mit Hilfe der Hände rechts–links vorschieben
2. Becken mit Hilfe der Hände rechts–links nach hinten federn

Es ist darauf zu achten, daß der Oberkörper bei diesen Übungen ruhig bleibt!

Beckenboden: Das menschliche Becken schließt sich nach unten durch die Beckenbodenmuskulatur (Abb. 38). Dadurch haben die auf ihr liegenden Organe wie Gebärmutter, Blase, Prostata usw. Halt.

Eine schlaffe Bauchdecke, schlechte Haltung und Bindegewebsschwäche führen zur Schwächung bzw. Senkung der Beckenbodenmuskulatur.

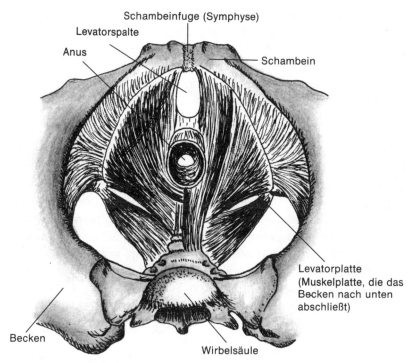

Abbildung 38: Blick in das kleine Becken (von oben)

Bei **Blasenschwäche** sowie zur Kräftigung der Beckenbodenmuskulatur die Übungen, wie sie im Kapitel 11 (Frau) auf Seite 62 beschrieben sind, täglich mehrmals durchführen.

Beine und Füsse:

Ich gehe meilenweit...

Wißbegierige Ärzte haben festgestellt, wieviele Kilometer ihre Patienten, die mit Fußbeschwerden zu tun haben, eigentlich gehen. Sie haben sie Instrumente tragen lassen, welche die täglich zurückgelegte Wegstrecke ablesen lassen, und das hat interessante Ergebnisse gezeitigt.

Frauen, die ihre Besorgungen machen, legen im Durchschnitt täglich 12 km zurück. Während der Weihnachtsbesorgungen steigt diese Ziffer auf 17 km. Tänzerinnen, die am Tag in drei Aufführungen auftreten, durchtanzen dabei 11 km. Ein Polizist, der sein Gebiet patroulliert, legt dabei am Tag 17 km zurück. Ein Bauer, der pflügt, hat eine Tagesleistung von 38 km. Das ist um 20% mehr, als der Briefträger auf seinem täglichen Rundgang erzielt.

Weniger belastet sind die Füße der Sekretärin, aber trotz ihrer sitzenden Lebensweise legt sie am Tag durchschnittlich 6 km zurück.

Fußbeschwerden sind heute sehr häufig. In der Regel ist der erste Gedanke, die Fußbekleidung dafür verantwortlich zu machen. Prof. Dr. D. J. Morton von der New Yorker Columbia-Universität stellte in ausgedehnten Untersuchungen fest, daß nicht schlecht sitzende Schuhe oder eine Senkung des Fußgewölbes zahlreiche Fußbeschwerden verursachen, sondern eine **unrichtige** Verteilung der Last, die der Fuß zu tragen hat. Bei **ungleichmäßiger Gewichtsverteilung** werden alle Muskeln, Bänder und Nerven des Fußes übermäßig beansprucht. Die Folgen solcher Überbelastung sind Schmerzen – sowohl im Fuß selbst wie auch darüber hinaus im Oberschenkel und Kreuz.

Der nackte Fuß.

Dr. med Niels Krack berichtet über Füße folgendes: Der nackte Fuß erzeugt beim Gehen im feuchten Sand einen typischen Abdruck, bei dem die Ferse tiefer in den Sand eingedrückt ist als der Fußballen vorne. Dies ist der natürliche Funktions-Abdruck des aktiven Fußes. Er ist verschieden von dem rein statisch gewonnenen Abdruck eines stehenden unbewegten Fußes.

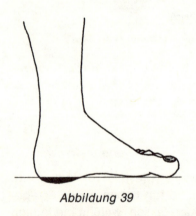

Abbildung 39

Der statische Aspekt ist stets nur Teilausdruck eines dynamisch zu sehenden Funktionierens beim aufrecht gehenden Menschen. Die Statik ist der Dynamik des Funktionierens, also der Funktion, stets unterzuordnen.

Das heute normale, übliche und oft sehr üble Schuhwerk wirkt im allgemeinen einer guten Funktion entgegen, vor allem durch das Anheben der Ferse auf einen hohen Absatz.

LEVENS in den USA hat im Jahre 1976 ausführlich auf Gesundheitsschäden hingewiesen, die durch das Tragen von hohen Absätzen ausgelöst werden können. Er zitiert u. a. auch LEWIN, der schon 1947 auf die geradezu dramatischen Veränderungen der Lumbal-Lordose und der Becken-Neigung hingewiesen hat, wie sie durch das Tragen von hohen Absätzen beim Schuhwerk ausgelöst werden.

Die Becken-Neigung (Inclinatio pelvis) ist jener Winkel, den die oft ebenso genannte Verbindungslinie zwischen der Symphyse und dem Promontorium mit der Horizontalen bildet. Fällt man nun noch das Lot auf

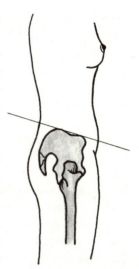

Abbildung 40

diese Horizontal-Linie durch die Schwere-Linie, also etwa durch die Längslinie der Lendenwirbelsäule, dann erhält man so durch diese gedachten Linien ein rechtwinkeliges Dreieck, dessen Hypotenuse eben die Linie Symphyse-Promontorium (Vorsprung zwischen dem untersten Lendenwirbel und dem Kreuzbein in das Becken) ist. Die Größe dieses Beckendreiecks ist weitgehend abhängig von der Größe jenes Winkels, den wir die Becken-Neigung (Inclinatio pelvis) nennen. Die Größe dieses Becken-Dreiecks und auch jenes Winkels geben uns zugleich eine Auskunft über die funktionelle Leistungsfähigkeit dieses Körperabschnittes und seiner Eingeweide in Hinsicht auf deren Abhängigkeit von Statik und Dynamik.

Durch eine Hochlagerung der Ferse kippt das Becken in eine unphysiologische, vorderlastige Fehlhaltung. Dabei kommt es zunächst zu einer Verkleinerung der Beckenneigung oder gar zu einer Aufhebung derselben; ein Vorgang, den nur ein sehr gut trainierter Körper eine kurze Zeit in Ruhehaltung aushalten kann. Zur Entlastung aber und unterstützt von dem Hang der meisten Menschen, sich-gehen-zu-lassen, kommt es dann zu einer erheblichen und unphysiologischen Verstärkung der Lenden-Lordose (Hohlkreuz) und zu einer Wiederherstellung der Beckenneigung im Sinne einer funktionellen Ausweichbewegung. So ist, wenn auch unter unnatürlichen Voraussetzungen, ein Funktionieren wieder gegeben. Dabei kommt es dann zu ungünstigen statischen und funktionellen Auswirkungen auf die allgemeine Körperhaltung ebenso wie auf die Leibesorgane.

Eine Tieflagerung der Ferse bessert diese Beziehung und damit auch die dynamische, funktionelle Leistungsfähigkeit des ganzen Menschen. Es werden dadurch die Füße, Knie und auch Wirbelsäule und Schultergürtel in all ihren Teilen statisch-funktionell „ausgelotet".

Dabei wird auch die Becken-Neigung (Inclinatio pelvis) in eine optimale Winkelstellung gebracht. Der Druck der Eingeweide auf die Bauchdecke wird deutlich verringert, und das Zwerchfell wird entspannt; dadurch auch wieder Atmung und Herztätigkeit optimiert. Der Kopf kann wieder frei und aufrecht getragen werden. Der Mensch wird so auch in ästhetischer Hinsicht „schöner". Auch der venöse Druck in den Beinen wird deutlich gesenkt, und die Muskelpumpe in der Wadenmuskulatur gekräftigt.

Wie schon angedeutet wurde, muß dazu beim Gehen der Fuß auch über die Großzehe abrollen können, damit es zum federnden und funktionell guten und ästhetisch schönen „Gang" – zum „Schreiten" – kommt, und der Mensch sich nicht nur mechanisch „fortbewegt". Denn: der **Gang** des Menschen ist **Ausdruck seiner Persönlichkeit**.

Beine (Ober- u. Unterschenkel) **und Füße:**

Aber siehe, ich bin ein auf zwei Beinen
aufgerichtet lebender Mensch!

Das Gehirn und die Füße sind die wesentlichsten Merkmale des aufgerichtet lebenden Menschen, sie haben **verbindende** und **vermittelnde** Aufgaben.

Den Füßen bzw. der Fußmuskulatur wird in der Ismakogie große Bedeutung beigemessen.

Frau Prof. A. Seidel betont bei ihren Vorträgen, Kursen usw. immer wieder: *„Man kann mit der großen Zehe durchgehende Fernwirkung auslösen. Gesichtsgymnastik beginnt bei den Füßen. Über Kontaktbahnen mit dem Boden wird der ganze Körper informiert, wie er sich verhalten soll."*

Die Pflege der Füße: Fußbäder und Pediküre allein genügen nicht, um unsere Füße gesund zu erhalten; wir müssen auch hier wieder selbst darauf achten, daß die Muskeln, Sehnen u. Gelenke unserer Füße aktiv bleiben. Und dabei müssen wir beim Üben mit den Zehen beginnen. *Diese* sind es ja, die in unserem Schuhwerk am meisten in Mitleidenschaft gezogen werden. Gehen wir daher sooft es möglich ist barfuß, spreizen die Zehen, heben und senken wir sie bis zu den Zehengrundgelenken. Zwischendurch versuchen wir auch, nur die große Zehe zu heben.

Nach diesen Übungen spielen wir mit den Zehen Klavier, beginnend bei der großen Zehe. Eins, zwei, drei, vier, fünf. Heben, senken, eins, zwei, drei . . .

So hübsch Beine durch Schuhe mit hohen Absätzen aussehen mögen, sollte man – so kurios das klingen mag – der Schönheit zuliebe, sooft es möglich ist, Schuhe mit flachen Absätzen tragen oder noch besser barfuß gehen. Denn nicht nur die ganzkörperliche Winkelbildung wird durch das Tragen von Schuhen mit hohen Absätzen beeinträchtigt, sondern der Fuß kann nicht abrollen, das Körpergewicht lastet am Vorfuß und die Wadenmuskulatur wird ständig kontrahiert bzw. verkürzt. So kann keine körpereigene Schwingung stattfinden. Die Bildung stumpfer Winkel fördert ein Absinken der Gesichtskonturen und führt letztlich, durch das Verkrümmen der Wirbelsäule, auch zu Kreuzschmerzen.

Haben wir vergessen,
daß unsere Füße die einzigen Teile des Körpers sind,
die uns in einem lebendigen, direkten Kontakt
zu unserer Mutter Erde bringen?

Von der großen Zehe führt der Weg Muskel für Muskel über den Nacken bis in die Nasenspitze. Bei Inaktivität auch nur eines Muskels dieser Kette ist der Zug komplex gestört und kann erst durch Reaktivierung der Fehlerquelle wiederhergestellt werden. Wir sollten uns auch bewußt werden, daß wir mit „beiden" Beinen im Leben stehen sollen! Die Last des Körpers wird vom Schienbein über das Sprungbein und Fersenbein auf die Füße übertragen.

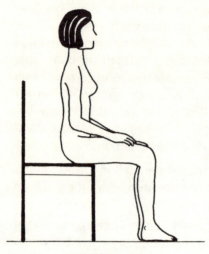
Abbildung 41

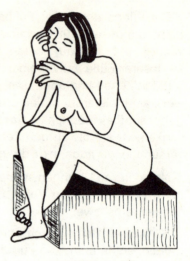
Abbildung 42

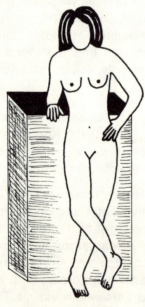
Abbildung 43

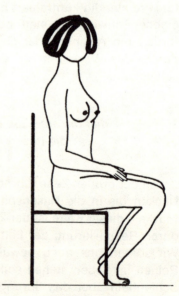
Abbildung 44

Sitzen sollte man ebenfalls immer mit gutem Bodenkontakt (Abb. 41)!
Zu vermeiden wären das Lümmeln und Anlehnen beim Sitzen und beim Stehen (Abb. 42 und 43) bzw. das Hinter-die-Knielinie-Ziehen der Unterschenkel (Abb. 44); das Übereinanderschlagen der Beine im Sitzen (Abb. 45) sollte auch tunlichst vermieden

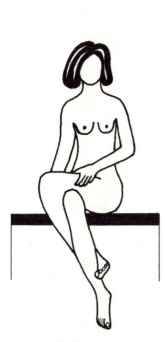

Abbildung 45

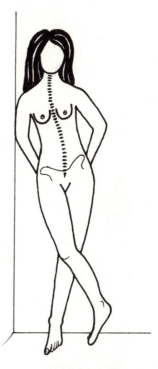

Abbildung 46

werden. Dieses führt dazu, daß die Körpermitte ungewollt breit wird, außerdem kommt es durch diese Körperhaltung dazu, daß sich durch den meist ohnehin überforderten Darmtrakt und die Bindegewebsschwäche die Eingeweide bzw. Blase und Gebärmutter senken.
  Auch das Verlagern des Körpergewichtes im Stehen auf ein Bein ist äußerst ungünstig, speziell für die Wirbelsäule (Abb. 46).

Sind die Oberschenkel zu dick oder schlaff, muß das Gehen aus der Körpermitte geübt werden. Dabei setzt man die Fersen auf einer über die Körpermittellinie bodenwärts gedachten Linie – wie beim Tanzen auf einem Seil – ganz schmal auf (Abb. 47). Daß sich dabei die Kugeln in den Hüftgelenken naturgesetzlich richtig drehen müssen und das Bein nicht ausweichen darf, ist funktionsgerecht zu üben.

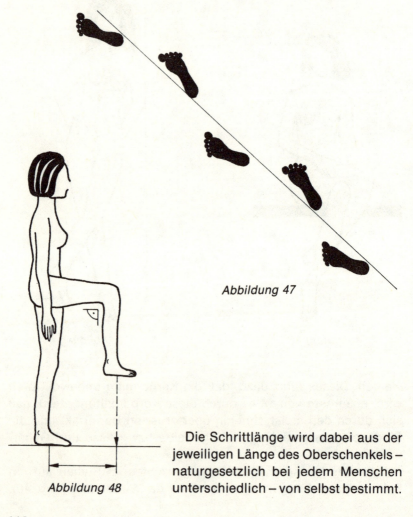

Abbildung 47

Abbildung 48

Die Schrittlänge wird dabei aus der jeweiligen Länge des Oberschenkels – naturgesetzlich bei jedem Menschen unterschiedlich – von selbst bestimmt.

Übungen:

Ss: 4 rechte Winkel. Federn mit gutem Bodenkontakt gegen die drei Fußpunkte; erst mit beiden Beinen zugleich, dann links, rechts im Wechsel.

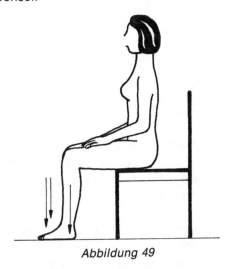

Abbildung 49

Gedankliches Heben beider Beine vom Boden, ohne daß die Füße muskulär vom Boden gehoben werden; dies ebenfalls erst zugleich, dann im Wechsel.

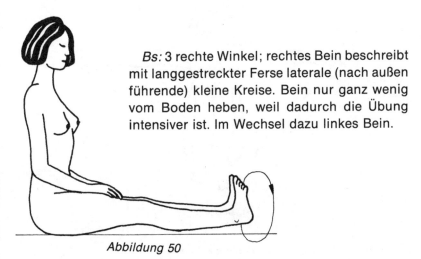

Bs: 3 rechte Winkel; rechtes Bein beschreibt mit langgestreckter Ferse laterale (nach außen führende) kleine Kreise. Bein nur ganz wenig vom Boden heben, weil dadurch die Übung intensiver ist. Im Wechsel dazu linkes Bein.

Abbildung 50

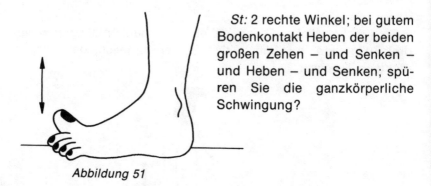

St: 2 rechte Winkel; bei gutem Bodenkontakt Heben der beiden großen Zehen – und Senken – und Heben – und Senken; spüren Sie die ganzkörperliche Schwingung?

Abbildung 51

ISMAKOGIE lehrt: Die große Zehe ist ein Dirigent! Wenn die Zehe will (wenn wir sie in gehobener Position festhalten oder durch das Tragen hoher Absätze fixieren), steht der ganze Körper still! Bei dieser Übung konzentriert man sich darauf achtzugeben, wie weit diese Bewegung im Körper spürbar ist.

Scheibenübung: Gesäß befindet sich auf einer Schwingscheibe*), Hände und Arme in seitlicher Führung. Bei angezogenen Oberschenkeln schwingt der Körper durch die Drehbewegung (Pronation) um seine eigene Achse, die Richtung kann gewechselt werden.

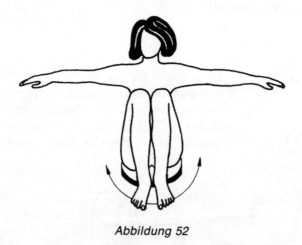

Abbildung 52

---

*) Adresse des Erzeugers beim Autor erhältlich.

Berufstätige: Ismakogie bietet sowohl für den geistig als auch manuell Arbeitenden im Alltagsleben die optimalen Ausgleichsübungen.

Bettlägerige: Ismakogie kann auch im Krankenbett durch Aktivierung der Muskeln die Durchblutung wesentlich verbessern und dadurch den Genesungsprozeß beschleunigen.

Bewegung: *Am Anfang und Ende jeder Bewegung steht eine Haltung. Ihr Wesen ist „zweckvolles Gleichgewicht"* (V. BAYER).

Bewußtsein: Im Buddhismus ist es das zentrale psychische Organ, das den Kern des im Mutterleib entstehenden Lebewesens bildet, woraus die geistig-leibliche Individualität entsteht.

Die katholische Kirche sagt zu Recht, wenn sie bei jeglicher Abtreibung von Mord an einem Lebewesen spricht, „mit allen karmischen Folgen für den Abtreibenden".

Bindegewebe:
Der Mensch ist so jung wie sein Bindegewebe!

Zur Erhaltung unseres Organismus ist es notwendig, daß unsere Speisen in einem bestimmten Mengenverhältnis Kohlenhydrate, Eiweiß, Fett, Mineralien, Spurenelemente, Vitamine und Wasser enthalten.

Aus dieser Nahrung bildet der Körper Säuren und Basen. Durch denaturierte Lebensmittel einerseits (Weißmehlprodukte, zuckerhaltige Nahrungsmittel), Zufuhr von zuviel Eiweiß – meist in Form von Fleisch und Eiern – sowie die beschränkte Aufnahme von lebensfrischer Nahrung in Form von Gemüse, Salaten und Früchten andererseits, kommt es unweigerlich zu überhöhten Säurewerten und Bindegewebsverdickung.

Es kommt das Gleichgewicht im Säure-Basenhaushalt in Unordnung! Was bedeutet das? – Damit beginnt die **Verstopfung des Bindegewebes!!!**

Säuren werden bis zur Ausscheidung im Bindegewebe deponiert, dessen Hauptaufgabe es u. a. ist, Säuren und Schlacken aufzunehmen, um die Organe nicht bei ihrer Arbeit zu beeinträchtigen.

Was sind die Merkmale eines verstopften, überlasteten Bindegewebes? Müdigkeit, Schwellungen, speziell morgens im Bereich der Fingergelenke und der Augen. Dies dadurch, weil der Körper die Säuren, die sich im Gewebe eingelagert haben, mit Wasser umspült, um das Bindegewebe nicht zu schädigen. Es muß dabei angeführt werden, daß zum Bindegewebe nicht nur Unterhautfettzellgewebe und Muskelbindegewebe, sondern auch die Gehirnhäute, Bandscheiben, Knorpel, Gelenkskapseln und Bänder gehören.

Dadurch können u. a. auch Gelenksschmerzen, Kreuz- oder Kopfschmerzen sowie eine Übersäuerung des Magens auftreten.

Auch das „Brennen" der Harnröhre wird häufig nicht wie angenommen durch Erkältung, sondern durch die Übersäuerung hervorgerufen. Es kann dies alles so weit gehen, daß es zum völligen Ausfall eines Organs führt.

Daher wäre die **wichtigste** Aufgabe des Menschen zur Erhaltung seiner Gesundheit und Schönheit, sein Bindegewebe von Abfallprodukten und Säuren frei zu halten bzw. dieses zu reinigen.

Dies geschieht beim **gesunden** Organismus – wer ist das noch? –, indem über einen gut funktionierenden Magen genügend **Alkali** produziert wird. Dieser wiederum wird nur gut funktionieren, wenn er nicht ständig überfordert wird (siehe Eßkultur).

Jede Säure muß sich im Körper mit einer Base verbinden. Diese Verbindungen nennt man **Salze**. Nur auf diese Weise können Säuren aus dem Organismus abtransportiert werden.

Bei gleichbleibender einseitiger Ernährung (säureüberschüssig) greift der Körper, um das Bindegewebe zu entschlacken, zu drastischen Maßnahmen: Er entzieht aus den Knochen Kalzium und bindet damit überschüssige Säuren. Diesen Zustand kennt die Medizin als Osteoporose. Angeführte Erkenntnisse sind auf jene des deutschen Chemikers und Wissenschaftlers Friedrich Sander aufgebaut.

Ernährung, Gesundheit und Schönheit stehen im engen Zusammenhang, bzw. hat Ernährung auf den Organismus einen wesentlichen Einfluß. Denn ein Mangel betrifft immer den **ganzen** Körper, und nicht nur ein einzelnes Organ.

Das Bindegewebe hat als gefäßführende Schicht den gesamten Stoffaustausch zu vermitteln. Auch durch die neuesten Krebsforschungen wurde hervorgehoben, wie lebenswichtig die Bedeutung des Bindegewebes ist.
Übermäßiger Verbrauch an Kochsalz wirkt stark belastend auf das Bindegewebe. Einen weiteren Aspekt in bezug auf die Verschlackung des Bindegewebes hat der deutsche Wissenschaftler Dr. Hans H. RECKEWEG in wissenschaftlicher Arbeit hervorgebracht.

Er erkannte in jahrzehntelanger Forschung an Tausenden von Patienten, daß durch den Genuß von Schweinefleisch sowohl eine toxische Wirkung auf den Menschen im allgemeinen sowie eine schleimige Aufquellung des Bindegewebes, das außerdem wie ein Schwamm Wasser aufsaugt und die typische kissenartige Auftreibung der einzelnen Hautpartien bewirkt, auftritt. Zu beachten wäre auch die juckreizerzeugende Wirkung des Schweinefleisches auf Grund seines Gehaltes an Histamin. Damit werden auch vielfach Entzündungsvorgänge eingeleitet.

Ein weiterer Belastungsstoff des Schweinefleisches wäre der hohe Fettanteil, auch sog. mageres Schweinefleisch enthält intrazellulär erhebliche Fettanteile. Da Fett etwa doppel so viele Kalorien wie Eiweiß oder Kohlenhydrate enthält, wird es mangels Kalorienbedarf – dieser wird wiederum durch den Bewegungsmangel forciert – im Bindegewebe deponiert. So führt dieses zur Adipositas (= Fettsucht).

Da Fett – speziell tierisches – mit einem hohen Cholesteringehalt einhergeht, führt dies vielfach zu Durchblutungsstörungen, erhöhten Blutdruckwerten bzw. bei Erbanlage zu Krampfadern (Varizen).

Daraus resultierend könnte man ableiten: Der Mensch ist, was er ißt!

Biochemie: Sie folgt Naturgesetzen und lehrt uns auch, sich der sog. Lebenssalze zu bedienen. Grundlagen für die Anwendung von Lebenssalzen stammen von den beiden deutschen Ärzten Dr. SCHÜSSLER und Dr. HICKETHIER.

Biokosmetik: Echte Biokosmetik sollte zurückverfolgt werden bis zur menschlichen Keimesentwicklung, um die wahren Bedürfnisse der Haut zu ergründen. Darin liegt der wissenschaftliche

Hintergrund einer therapeutischen Hautpflege! Hierbei erkennen wir auch den Wert der Hauternährung. Der Fötus erhält alle seine nährenden Stoffe für die Haut von der Salbenschicht, die ihn umgibt (Vernix caseosa).

Die Freude am Baden kann tiefenpsychologisch ergründet werden. Sie ist unsere unbewußte Erinnerung an das Geborgensein im Mutterleib (= im Fruchtwasser). Wenn wir Biokosmetik von dieser Warte aus betrachten, dann ist Hautpflege Selbstliebe; diese Selbstliebe ist Voraussetzung zur Nächstenliebe. Das „Salben" oder „Massieren" eines Säuglings hat daher eine tiefe psychologische Wirkung. Ein Mensch, der dieses wunderschöne Empfinden nicht erlebt hat, wird auch nicht fähig sein, seinen Partner zu streicheln und ihn so zu lieben, wie es gewünscht wird. Diese Liebe zu unserer Haut sollte niemals vernachlässigt werden; die Biokosmetik wird den unterstützenden, ausgleichenden Notwendigkeiten der therapeutischen Hautpflege im Dienste der Gesundheitspflege gerecht.

Blasenschwäche (siehe unter Beckenboden).

Bodybuilding: Durch die ismakogenen Übungen wird der Körper zur Bestform erzogen.

Brust: Unabhängig von jeder ganzkörperlich-richtigen muskulären Führung gibt es spezielle Übungen für die Brustmuskeln.

Was allgemein als weibliche Brust verstanden wird ist eigentlich kein Muskel, sondern ein Anhangsgebilde der Haut, die Brustdrüse. Die Schönheit der Brust ist von ihrer Elastizität bzw. von ihrem Gehalt an elastischen Fasern abhängig. Daher sollte speziell bei jungen Mädchen, aber auch bei einer festen, kleinen Brust – außer bei sportlicher Betätigung –, der Brust möglichst keine Unterstützung in Form eines Büstenhalters gegeben werden. Dieser übernimmt sonst die natürliche Arbeit der elastischen Fasern.

Während des Stillens empfiehlt sich ein Büstenhalter, wobei die Brust durch diesen wohl natürlichsten aller Vorgänge nicht im geringsten an Formschönheit einbüßt.

Zu beachten wäre allerdings – in Anbetracht einer schönen, straffen Brust und eines breiten Dekolletés – eine gute Schulterführung; dadurch wirkt der Rücken jugendlich schmal, und die Brüste werden vom Brustmuskel „getragen".

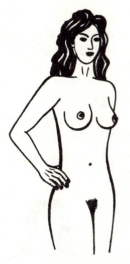

Abbildung 53

Zur Verbesserung der Brustform bzw. zur Erhaltung der schönen Brust werden der Ringfinger und der kleine Finger langgestreckt.

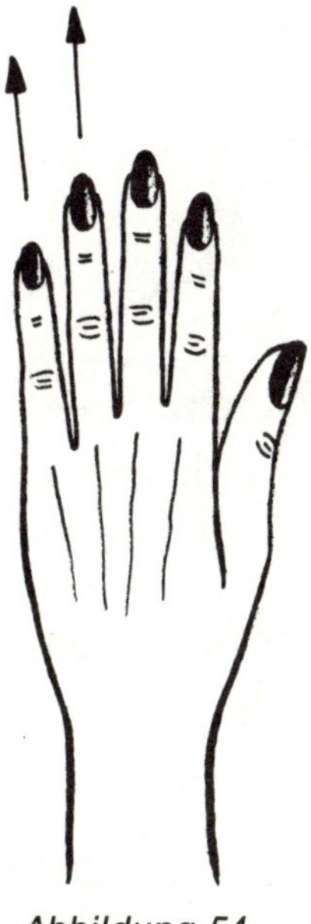

Abbildung 54

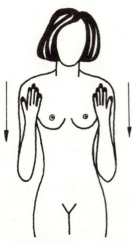

Übung:
Ss + St: Abwinkeln der Arme im Ellenbogen, gestreckte Finger werden vor die Armkugeln gelegt und körperabwärts gefedert. Zu beachten ist, daß die Schulterblätter an den Rippen anliegen (schmaler Rücken).

Abbildung 55

Übung 1:
Hände mit langgestreckten Fingern vor der Brust körperabwärts federn; im Wechsel sind die Handflächen einmal oben (proximal), einmal unten (distal).

Variante:
Hände wie oben geführt, Drehbewegung der Hände vor Brust nach außen (ventral) und innen (dorsal).

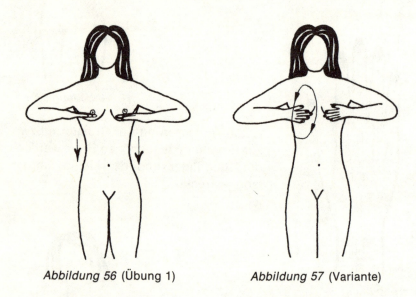

Abbildung 56 (Übung 1)   *Abbildung 57* (Variante)

Brustamputation: Auch nach Brustamputationen kann durch Ismakogie, mit sog. muskulärer „Nachbarschaftshilfe", geholfen werden.

Vor allem sind die Übungen auch eine große Hilfe, um psychische Fehlhaltungen zu überwinden bzw. die verlorengegangene Selbstsicherheit wiederzufinden. Für Brustamputierte werden spezielle Kurse in kleinen Gruppen oder Einzelunterricht durchgeführt.

Brustraum:

Übung:

St + Ss: Arme seitwärts ausgestreckt, dabei darauf achten, daß die Schultern nicht hochgezogen sind, Handflächen sind nach unten gewandt. Mit „Kleinfingerführung" (= starke Streckung des Kleinfingers) beide Hände umdrehen bis Handfläche nach oben gedreht ist und loslassen.

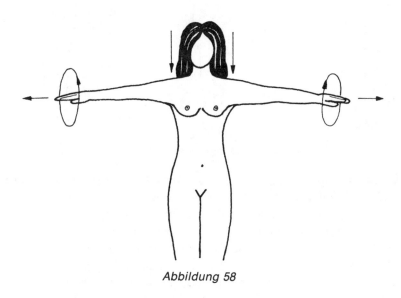

Abbildung 58

Ismakogieübungen sind *keine* Turnübungen, es kommt dabei nicht auf das schnelle Durchführen einer Übung, sondern auf die *gezielte* Muskelaktivität an.

St: Tellerübungen (mit STROHTELLERN) sind nicht nur für die Brust, sondern auch zur Belebung und Formsicherung des Rückens, des Schultergürtels, der Arme und des Halses gut.

a) Teller auf Handflächen von unten herauf vor der Brust kreisen (Abb. 59 a).

b) Zur Seite führen, weit hinaus streben, kleine Kreise nach rückwärts führend zeichnen (Abb. 59 b).

c) Teller unter den Armen nach hinten führen, von oben nach unten kreisen (Abb. 59 c).

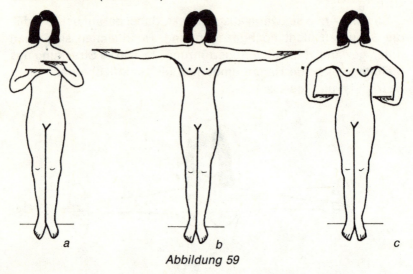

Abbildung 59

Bücken (ökonomisches): Das körpergerechte Bücken geschieht in Schrittstellung: beide Knie nach vorne führen, wobei der Körper mit gestreckter Wirbelsäule in die Hocke geht (s. Abb. 186).
Der Gegenstand wird nun so aufgehoben, daß die Wirbelsäule mit Hilfe des verstärkten Bodenkontaktes (speziell Ferse des vorderen Beines) trotz der zu hebenden Last nicht gekrümmt wird. So wird der Körper energiesparend mit Alltagsproblemen fertig und jede zu verrichtende Arbeit zur Übungs- und Schönheitsstunde für Gelenke und Muskeln.

C

Cellulite (Pannikulose): Vorsicht bei allen mechanischen oder manuellen Behandlungen (z. B. feste Massage, Rüttelgurt usw.), wenn in Verbindung mit Cellulite Krampfadern vorliegen. Cellulite ist eine Symptomerscheinung. Die Ursache liegt in einer allgem. Stoffwechselstörung bzw. im psychosomatischen Bereich. Sie kann daher auch nur ganzkörperlich, durch Änderung in der bisherigen Lebensweise bzw. durch Wiederherstellung der Körper-Seele-Geist-Harmonie, beseitigt werden.

Da Ismakogie einer verbesserten Lebensweise – speziell in bezug auf Bewegungsmangel – gleichkommt, sollten Übungen zur Beseitigung dieses Schönheitsproblems beherzigt werden.

Übung:
St: Bei gutem Bodenkontakt „Drehen" der gesamten Beinmuskulatur, wobei die Knie kräftig nach außen (lateral) geführt werden.

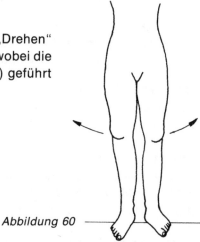

Abbildung 60

Chakras (Zentren höheren Bewußtseins): Durch die Verbindung von östlicher und westlicher Kultur ist uns die Bedeutung der Chakras bewußt gemacht worden.

Die sieben wichtigsten Chakras – die Yogawissenschaft kennt an die 50 Chakras – sind folgende:

7 – Kundalini-Zentrum = Wurzelträgerzentrum. Es liegt am Ende des Rückenmarks. Dieses Zentrum überwacht die Geschlechtstätigkeit des Menschen.

6 – Beckenzentrum.

5 – Sonnengeflecht = Solarplexus; plexus solaris (in der Magengrube gelegen). Sämtliche Organe und Zentren sind mit diesem Chakra verbunden. Es ist Akkumulator und Transmutator und reguliert die Atmung.
Bei schlechter Körperhaltung wird die Tätigkeit des Sonnengeflechtes gestört.

4 – Kelchzentrum (gegenüber dem Herzen auf der rechten Brustseite). Dieses bildet mit dem Herzen und dem Sonnengeflecht ein Dreieck.

3 – Kehlkopfzentrum – physisch gesehen befindet es sich in Schilddrüsennähe.

2 – **Drittes Auge** = Auge Brahmas. Es befindet sich auf der Stirn zwischen den Augenbrauen (siehe auch unter Hypophyse).
1 – **Glockenzentrum** = Zentrum der Seh- und Gehöreindrücke. Befindet sich am Scheitelpunkt des Kopfes (= Fontanelle).

Charakter (griech. = Wesen): Gesamtheit der individuellen geistig-seelischen Eigenschaften eines Menschen, wie sie in Gesinnung, Lebensführung und Verhalten zum Ausdruck kommen.

Chiropraktik (siehe auch unter Wirbelsäule und Nervensystem): Die Chiropraktik oder Rückgratbehandlung ist eine alte, auf den Erkenntnissen von Hippokrates beruhende Methode zur Behandlung der Wirbelsäule.

Es ist geschichtlich bekannt, daß auch Galenos – ebenfalls ein bedeutender griechischer Heilkundiger – mit der hippokratischen Methode 500 Jahre danach diese Behandlungsart mit großem Erfolg angewandt hat. Auch von den Ägyptern wurde sie bereits praktiziert.

1895 wurde die Chiropraktik in Nordamerika wiederentdeckt und durch die Rückkehr zum Natürlichen findet sie heute immer mehr Beachtung.

D

Dankbarkeit: Sie ist Gefühl und Ausdruck der tiefen, ehrlichen Anerkennung und moralischen Verpflichtung. Jeder Mensch sollte das Gefühl der Dankbarkeit gegenüber der Mutter, dem Partner, dem Schicksal – das einem Gelegenheit zur Besinnung gibt – in sich tragen und dieses täglich üben.

Darmträgheit (siehe auch Peristaltik): Nichts ist drinnen, nichts ist draußen, denn was innen ist, ist außen! Eine träge Haltung läßt Rückschlüsse auf träge Darmfunktion ziehen. Zu achten wäre ferner auf eine vitale (= vitamin-, mineral- und ballaststoffreiche) Nahrung.

Demut: Demut bedeutet nicht Schwäche, sondern Ergebenheit und Bereitschaft zum Dienen. Sie ist der Ausdruck tiefster Bescheidenheit und Anspruchslosigkeit. Demut ist eine geistige Haltung, von der der Mensch sich leider mehr und mehr entfernt.

Diät (griech.): Bedeutet so viel wie Maßhalten bzw. die Lebensweise in Ordnung zu bringen durch mehr Bewegung, Körperertüchtigung, durch Luft- und Sonnenbäder, Schlaf vor Mitternacht, natürliche Ernährung. Daher ist die Bedeutung des Wortes Diät nicht nur auf Ernährung ausgerichtet.

Die Palette der diversen „Diäten" ist enorm, wir sollten nicht nur weniger oder einseitig oder fettlos essen, sondern – wie oben bereits erwähnt – Maß halten.

E

Edelsteine sind mit dem Spektrum verwandt. Die Farben, die man um sie herum sieht, sind spektroskopisch, doch nicht alle spektroskopischen Farben sind sichtbar. Das Spektroskop ist im Grunde ein Prisma. Wenn ein weißer Strahl durch ein Prisma fällt, wird er in 7 Komponenten gebrochen: Violett, Indigo, Blau, Grün, Gelb, Orange und Rot.

Der jeweiligen Farbe des Edelsteines wird dadurch auch eine Bedeutung beim Tragen als Schmuckstück zugesprochen, eine heilende bzw. beruhigende Wirkung.

Ego, Ich (siehe unter Persönlichkeit).

Ehrfurcht vor der Schöpfung, vor Mensch, Pflanze, Tier und Stein, vor uns selbst, da in jedem von uns ein Funken der Schöpfung verborgen ist.

Ejakulation (lat.): Ausstoßung des Samens bei der Begattung (=Samenerguß). Kann durch ismakogene Übungen hinausgezögert werden.

Energie: Zur Erhaltung des Lebens bedarf es Energie. Der Mensch wird energetisch von 2 Kräften gespeist, welche in der chinesischen Medizin als Yang und Yin bezeichnet werden. Beide Energien ergeben die „Lebensenergie" oder Tsri. Im menschlichen Körper kreisen die Energien in Bahnen in Form der 12 Meridiane oder Kings. Diese sind paarig angeordnet und stellen einen Energiekreis dar. Ein 2. Energiekreis wird von Konzeptions- und Gouverneuergefäß gebildet. Ein Mensch, dessen 2 Kräfte (Yang-Yin) in völligem Gleichgewicht sind, befindet sich in einem idealen Gesundheitszustand.

Energiestau (Blockaden) im menschlichen Körper: Er führt zu einem verminderten Strömen der Körpersäfte (Lymphe und Blut). Dieses führt zu einer Unterversorgung der Zellen, ferner werden Schlacken im Gewebe zurückbehalten bzw. nicht genügend abtransportiert.

Ermüdungserscheinungen: Alle Übungen, beginnend vom guten Bodenkontakt über die richtige Winkelbildung, schaffen wieder Ordnung im Körpergeschehen, fördern die Durchblutung und tragen dadurch dazu bei, Ermüdungserscheinungen zu beseitigen.

Ernährung im Dienste der Gesundheit (siehe auch unter Bindegewebe): Es ist der Geist, der den Körper formt. Nicht nur was ich denke ist mein Schicksal, auch was ich esse kann mein Schicksal werden. Und was ich esse, bestimme ich!

Esoterik (griech.): Geheime Wissenschaft, Gegensatz = exoterisch. Esoterik wurde bis in unsere Zeit als „Okkultismus" betrachtet. Der Theologe WEHR stellte sie als eigentliche Praxis des Christentums heraus.

Eßkultur:
– Keine Zeit fürs Essen haben, heißt Gesundheit untergraben! (mindestens ½ Stunde Zeit).
– Die Speisen sollen appetitlich angerichtet sein! (freundlich gedeckter Tisch).
– Essen wir in Dankbarkeit „unser täglich Brot"! (Millionen Menschen leiden bitteren Hunger.)
– Kleine Bissen in den Mund nehmen und sorgfältig kauen und einspeicheln! Gut gekaut ist halb verdaut.
– Jeden Bissen ausschmeckend genießen.
– In Stille, Behaglichkeit und Muße essen!
– Aufs Essen konzentrieren! Zeitunglesen, Fernsehen usw. auf später verschieben.

- Auf kaufähiges Gebiß achten!
- Je weniger Bewegung der Mensch macht, desto weniger sollte er essen.
- Wer nach dem Essen müde wird, hat zuviel gegessen, denn nach dem Essen soll man sich wohlfühlen.
- Vormittags genügend Flüssigkeit trinken (Wasser, Mineralwasser, Tee).
- Auf regelmäßige Essenszeiten achten, Pausen von 4–5 Stunden zwischen den Mahlzeiten einhalten, damit sich die Verdauungsdrüsen erholen können.
- Abends eher wenig essen – da unser Körper müde ist, sind es auch die Verdauungsdrüsen.

Evolution (lat.): Entwicklung vom Urknall bis zum heutigen Bewußtsein; in zahlreichen Arbeiten von JANTSCH, CAPRA und ATTENBOROUGH festgehalten.

F

Falten (siehe unter Gesicht).

Farben und ihre Heilkräfte (Chromotherapie): Auf uraltes Wissen und auf Goethes Farbenlehre aufgebaut, macht man sich heute wieder die Wirkung der Farben auf Mensch, Tier und Pflanze zunutze. Jede Farbe hat ihre eigene Schwingungszahl und ihren eigenen Frequenzbereich.

Der menschliche Körper besteht aus Zellen, die ebenfalls Licht beugen und brechen müssen.

Wußten Sie, daß ...

... die Behandlung des menschlichen Organismus und der Psyche mit den Kräften und Heilwirkungen der Farben durchgeführt werden kann?

... durch rote Wollsocken kalte Füße sofort warm werden?

... auch über die Kost die wunderbare Wirkung der Farben „gegessen" werden kann? Das Rot der Kirschen hat eine andere Wirkung als das „Grün" des Apfels oder das „Orange" der Karotte.

... über die Kleidung bzw. den unmittelbaren Kontakt zur Haut die Farben auf uns einwirken. Auch in unserem Wohnbereich –

speziell die Farben der Bettwäsche – und im Arbeitsbereich sowie in der Natur sind Farben unsere stetigen Begleiter.

Fersenzug: Dieses bedeutet die Rechte-Winkel-Bildung Bein-Fuß bei langgestreckter Ferse (= Langziehen der Achillessehne).

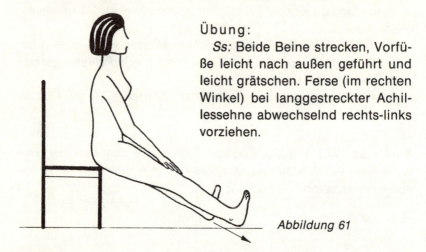

Übung:
Ss: Beide Beine strecken, Vorfüße leicht nach außen geführt und leicht grätschen. Ferse (im rechten Winkel) bei langgestreckter Achillessehne abwechselnd rechts-links vorziehen.

Abbildung 61

Frigidität: Allgemeine Übungen der Ismakogie lassen den Körper besser durchströmen, schaffen Ordnung und Harmonie zwischen Körper und Seele.

Aber was heißt schon frigid? Erhebt Ihr Partner jemals derartige Beschuldigungen gegen Sie, seien Sie nicht traurig, unsicher oder böse! Nein, es sollte Sie mit Freude erfüllen, denn wahrscheinlich sind Sie in Ihrer Bewußtseinsentwicklung schon weiter als Ihr Partner. (Siehe auch Chakras.)

Frontalebene: Diese zieht bzw. verbindet bei aufrechter Haltung (= normale Haltung) die Gelenke vom Schädel zum Atlas mit dem Schulter-Hüft-Knie- und oberen Sprunggelenk.

Fundament des Körperbaues: Unser ganzer Körper lastet auf zwei Kreuzgewölben unserer beiden Füße (Abb. 62).

Die Beweglichkeit dieser wird durch 26 Knochen, die durch Sehnenbänder und Muskeln verbunden sind, gewährleistet. Das Gewölbe ist dadurch beweglich und federt, unser Gang ist leicht und elastisch. Das Haupt- oder Längsgewölbe erstreckt sich vom Fersenbein über die Fußwurzelknochen zu den Mittelfußknochen, die mit ihrem vorderen Ende auf dem Boden aufliegen (= Fußballen). Die Mittelfußknochen bilden untereinander das kleine und

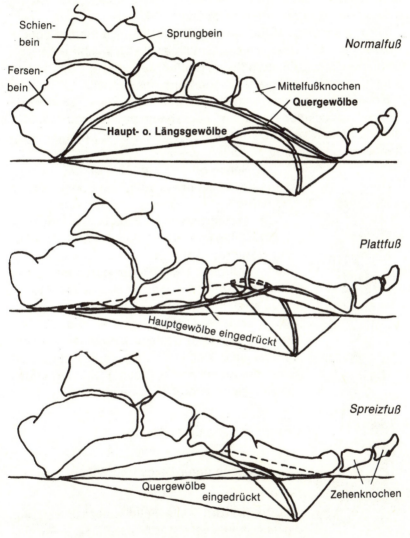

Abbildung 62: Das Kreuzgewölbe des Fußes

flache Quergewölbe mit den Fußrändern als Auflagekanten. Dieses Doppelgewölbe trägt den Druck des Körpers und leitet die verschiedenartigen Belastungen, die sich bei Bewegung ergeben, ab.

Andauernde Überbelastung kann das Fußgewölbe nach und nach eindrücken. Dadurch wird der Gang unbeholfen, wenig ausdauernd und oft treten Schmerzen auf.

Wird das Quergewölbe ständig überlastet (Schuhe mit hohem Absatz bzw. bei Übergewicht, Bindegewebsschwäche etc.), entsteht der Spreizfuß. Negativen Einfluß auf unsere Füße haben auch unsere harten, glatten Böden und der Asphalt.

Ismakogie lehrt uns, bei Platt-, Senk- und Spreizfüßen beide Brücken „muskulär zu bauen" und „hauptamtlich" von dem für beide Brücken verantwortlichen „Brückenpfeiler", dem Großzehenballen, in Führung zu halten.

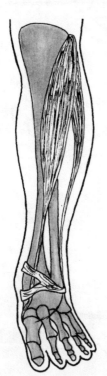

Bei Senk- oder Plattfüßen ist das Augenmerk ganz besonders auf guten Bodenkontakt zu richten.

Die Aktivierung der Längsbrücke bzw. des Fußgewölbes geschieht durch das Heben dieser körperauswärts (lateral = Fußaußenrand) und Verstärkung des Bodenkontaktes. Diese Übung bezeichnet die Ismakogie als **Steigbügelwirkung** (Abb. 62 a). Auch zur Festigung schlaffer Oberschenkel kann diese Fuß- und Beinhaltung bestens empfohlen werden, wobei eine kleine **Übung** daraus abgeleitet werden kann: Federn des Fußaußenrandes rhythmisch bei gutem Bodenkontakt.

Furcht (siehe unter Angst).

Füße (siehe unter Beine und Füße).

Füße (kalte): Kalte Füße weisen immer auf gesundheitliche – ganzkörperliche – Störungen hin.

Abbildung 62 a

Fußpflege: Den Füßen sollte viel mehr Bedeutung zugewandt werden. Regelmäßige Pflege – die mit dem täglichen Fußbad beginnen sollte –, Besuch beim Fußpfleger und Orthopäden, Pflege der Fußmuskeln durch Ismakogie bzw. häufiges Barfußgehen lassen stärkere Schäden am Fuß sicher nicht aufkommen. Schwielen, Hühneraugen, Warzen usw. deuten oftmals auf organische Schäden hin. Ein in Fußzonenreflextherapie ausgebildeter Masseur wird hilfreich auch dieses Problem lösen. Häufig verbreitet findet man auch Fußpilzerkrankungen; diese deuten immer auf eine allgemein gesundheitliche Störung hin. Fußpilz allein mit Salben usw. zu behandeln, wäre nur Symptombehandlung und führt nicht zum gewünschten Erfolg.

Fußreflexzonen: Die Fußsohlen und die Füße sind mit einer Landkarte des übrigen Menschen zu vergleichen. Auf der Fußsohle, dem Fußrücken und dem inneren und äußeren Fußrand hat jeder Körperteil und jedes Organ an bestimmter Stelle eine Reflexzone. Die Behandlung im Rahmen der Fußreflexzonenlehre besteht in Massage der gereizten Zonen und gleichzeitig der zu ihnen gehörenden Körperregionen und Organe, die im Zusammenhang stehen.

Es gibt 10 Zonengebiete im Körper, die uns eine generelle Grundlage geben, bestimmte Reflexe in den Füßen zu finden.

Fußschweiß: Meist durch schlechte Durchblutung bedingt. Da die Schweißdrüsen der übergeordneten Hypophyse unterliegen, muß auch eine Harmonisierung im Bereich der Hypophyse eingeleitet werden.

Fußsohlen: Die Bedeutung der Fußsohlen kommt mit dem Ausspruch von Prof. R. Virchov voll zum Ausdruck: *„Die ewigen Feuer in Dir glühen noch, sogar bis zu Deinen Fußsohlen".*

G

Gang: Der Gang des Menschen ist Ausdruck seiner Persönlichkeit.

Ganzheitskosmetik: In Anbetracht des Wortes „Ganzheitskosmetik" wird klar ausgedrückt, daß damit die Pflege des ganzen Menschen verbunden ist. Nicht umsonst wird die Haut als Spiegel der Seele gesehen.

Gebärmuttersenkung (siehe auch unter Beckenboden): Neben einer Überlastung der Eingeweide kann auch die Inaktivität der Beckenbodenmuskulatur daran beteiligt sein.

Gebet: Die wirksamste Kraft ist das Gebet, durch dieses öffnet man sich tiefsten Energieströmen.
Beten muß gelernt sein; Gebet ist geistige Arbeit, keine Bettelei. Es sollte die schönste und höchste Ausdrucksform des Menschen darstellen.

Gedächtnis: Durch die ismakogenen Übungen erreicht man auch eine bessere Durchblutung des Gehirns. Dadurch ist dieses leistungsfähiger und man behält viel mehr im Sinn.

Gedanken: Sind das Ergebnis eines Denkaktes, das Vorstellung ist und noch nicht in die Wirklichkeit versetzt wurde.
Gedanken haben ganz enorme Kräfte, sowohl im positiven wie im negativen Sinne.
Schon KONFUZIUS lehrte daher: *„Laß nichts Böses in Deinen Gedanken sein!"*

Gefühl: Das Gefühl ist die Wahrnehmung durch die Sinnesorgane, besonders durch den Tastsinn. Darüber hinaus ist es aber Ausdruck tiefer Empfindungen (wie Freude, Liebe, Glück, Dankbarkeit, Trauer usw.).

Gehen (= der schöne Gang): Beschwingtes, anmutiges Gehen, wo sieht man das noch in unserem Straßenbild? Gehen sollte ein rhythmisches „Federn" sein, bei dem die Muskelbewegungen rhythmisch zwischen Beugen und Strecken wechseln.
Stiegensteigen, wobei bewußt das ganze Bein aus der Hüfte eingesetzt und darauf geachtet wird, daß die Fersen zur Körpermitte tendieren bzw. der Fuß bewußt mit Bodenkontakt aufgesetzt

wird, wäre eine tägliche gute Übung. Diese kann gut durchgeführt werden, indem man nicht mit dem Lift fährt, sondern „körperformend" und schlankheitsbewußt die Stiegen steigt. Aber bitte nicht übertreiben!

Es genügt anfangs auch, ein Stockwerk früher auszusteigen, um einige Stufen „im Training" zu gehen.

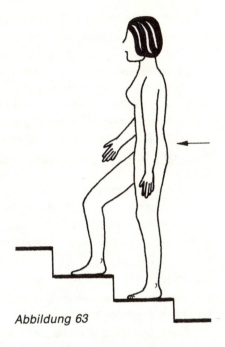

Abbildung 63

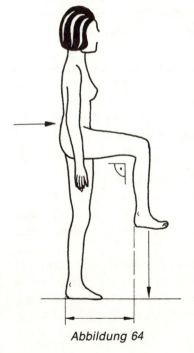

Abbildung 64

Beim Gehen erhält der Fuß aus der Hüfte heraus seine Bewegungsimpulse, und die Schrittlänge wird durch die Oberschenkellänge – die von Mensch zu Mensch unterschiedlich ist – bestimmt.

Durch das richtige Abrollen des Fußes beim Wandern in sauerstoffreicher Luft läßt sich über die Aktivierung unserer Muskeln die Durchblutung wesentlich verbessern. Gehen – Stehen – Sitzen – aus diesen Grundpositionen werden die jeweils funktionsgerechten ismakogenen Übungen gesondert oder als Lebensvollzug nach dem Motto: „*Der Alltag als Übung!*", durchgeführt.

Wie in vorderen Kapiteln erwähnt, vertieft sich durch die ismakogische Einfühlung das Bewußtsein für den eigenen Körper, für alles Leibliche, zu einem vom Seelischen getragenen Menschenbild.

Mit den Worten von Graf DÜRCKHEIM könnte man sagen, daß durch diese innere Einfühlung in den naturgesetzlichen Bewegungsablauf der sonst von außen her betrachtete Körper, „*den man hat*", zum beseelten Leib wird, „*der man ist.*"

Geist (lat.: spiritus): Geist ist ein Grundbegriff der spekulativen Persönlichkeitsmetaphysik, die bereits in der Antike wurzelt. Geist ist Energie – jeder Mensch strahlt psychische Energie aus –, sie ist für das menschliche Auge nicht sichtbar. Der Mensch verbessert mit Hilfe der Monade (Göttlicher Geistfunke) sein Ego.

Geistige Entwicklung: Das Grundlegendste für unsere geistige Entwicklung ist die Einstellung zum Leben. Sie lenkt unsere Gedanken, Worte und Taten; nur wenn diese in Einklang miteinander und auf das gleiche hohe Ziel gerichtet sind, kann der tiefe, verborgene Sinn des Lebens verwirklicht werden.

Gelenke: Die Bewegung der Gelenke erfolgt durch das Zusammenspiel von Beuger- und Streckermuskulatur.

Wenn z. B. der Bizepsmuskel das Ellbogengelenk beugt, wird es der auf der Rückseite des Oberarmes gelegene Trizeps wieder strecken.

Unsere Gelenke unterliegen einer starken Beanspruchung; um sie einsatzfähig zu halten, bedarf es einer ständigen Erneuerung der „Gelenksschmiere", und diese wird durch Bewegung erzeugt.

Mit Ismakogie aktivieren wir nicht nur unsere Muskeln, sondern alle unsere Gelenke!

Sprunggelenke (untere):
Übung:
Ss: 4 rechte Winkel – guter Bodenkontakt, leichte Grätsche (= Federn des muskulären Fußaußenrandes) oder abwechselndes Belasten des rechten und linken Fußrandes (2. Fuß innenseitig [= medial] belasten).
Formen der Fußbrücken: Längsgewölbe muskulär hochziehen (a), Quergewölbe muskulär hochziehen (b). (Diese Übungen dienen speziell gegen Senk-, Platt-, Spreizfuß.)

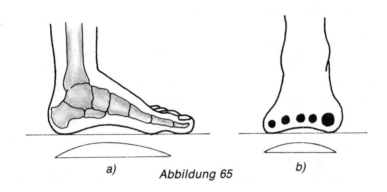

a)   Abbildung 65   b)

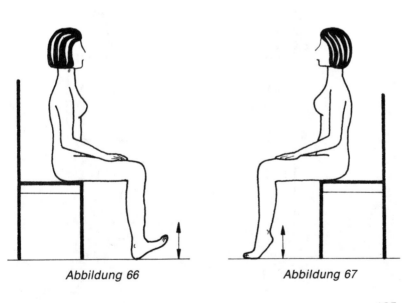

Abbildung 66   Abbildung 67

Sprunggelenke (obere):
Übung:
Ss: 4 rechte Winkel bei gutem Bodenkontakt, Beine parallel geführt, Fersen berühren sich sanft an Körpermittellinie.

Beide Vorfüße hochheben – senken (es geschehen lassen = weich) (Abb. 66). Beide Fersen hochheben – senken (es geschehen lassen = weich) im rhythmischen Wechsel (Abb. 67). Diese Übung dient als Muskelpumpe für die Venen (auch bei Krampfadern gute Übung).

Obere und untere Sprunggelenke:
Übung 1:
Vorfüße nach rechts führen – niederstellen. Fersen nach rechts führen – niederstellen. Solange, bis der Körper aus der Geraden käme, dann zurückführen und nach links. Exakt aufsetzen und abheben. Je länger die Übung gemacht wird, umso kleiner die Schritte (Abb. 68/69).

Übung 2:
Vorfüße auseinanderführen, niederstellen, zurückführen, niederstellen, Fersen auseinanderführen, niederstellen, zurückführen, niederstellen. Im Wechsel.

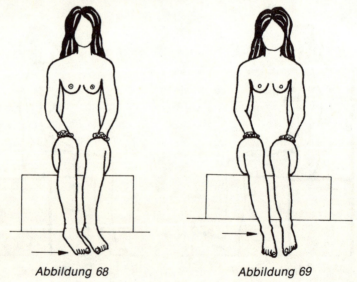

Abbildung 68   *Abbildung 69*

Kniegelenke:
Übung:
Ss: Beine gegrätscht vorgestreckt, Fersenzug – Kniekehlen federn. Handflächen auf die Knie legen, Kniescheiben gegen die Handflächen federn. Erst abwechselnd, dann gleichzeitig Kniekehlen federn.

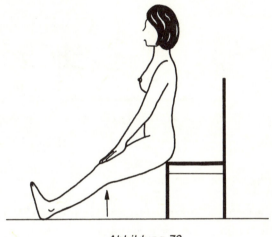

Abbildung 70

Wie vorhin, Knie federn nach unten, zurück „lassen".

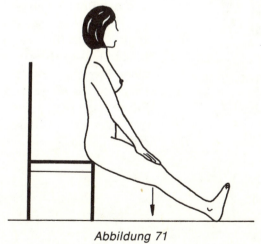

Abbildung 71

Bs: 3 rechte Winkel, federn der K n i e g e l e n k e imaginär gegen einen weichen Ball in der Kniekehle.

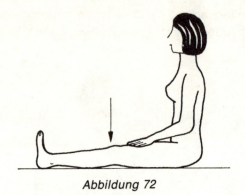

Abbildung 72

Hüftgelenke (siehe auch Becken):
Übung:
Ss: Rechte-Winkel-Bildung, Heben des rechten Beines knapp über den Fußboden. Bei langgestreckter Ferse aus der Hüfte heraus nach außen führend (lateral r e c h t s im Uhrzeigersinn, links gegen den Uhrzeiger) mit den Beinen kleine Kreise beschreiben, und das Bein, wenn ein Widerstand im Hüftgelenk zu verspüren ist, sanft zurückführen. R e c h t s – l i n k s im Wechsel, eventuell mit einer Zwischenübung ausgleichen (= beide Beine schließen und im Sitzen nach rechts und links bewegen, aus dem Oberschenkel führend).

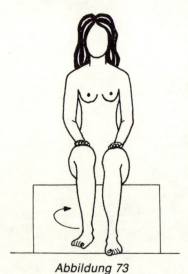

Abbildung 73

Ss: Grätsche. Übung, die die Gelenksschalen des Hüftknochens um die Oberschenkelkugeln führt: bewußt aufrecht sitzen, „wie groß bin ich!" Beide Hände umfassen je ein Knie und mit kleinen wippenden Vorwärtsbewegungen und langer Wirbelsäule bzw. rechter Winkel (= Hals-Kopf) wird der Oberkörper – bis die Brust die Knie berührt – nach unten gebracht. Den Körper mit den gleichen wippenden Bewegungen in die Ausgangsposition zurückführen.

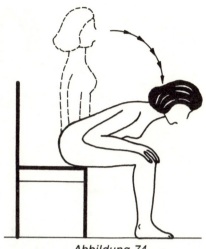

Abbildung 74

Bewußtes Gehen unter Einsatz des ganzen Beines bzw. mit Führung aus der Oberschenkelmuskulatur läßt Hüftgelenke übrigens lange aktiv sein.

Hüftgelenke und Fußgelenke gehen immer konform, daher ist stets darauf zu achten, daß die Fersen zur Körpermitte geführt werden; dadurch ist auch die Hüfte schmal.

Schultergelenke, Ellbogen-Handgelenke (siehe auch unter Arme-Hände):

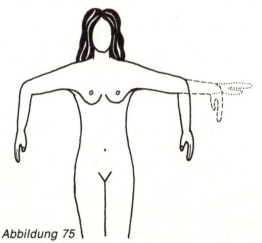

Abbildung 75

Übung:

St od. Ss: Bei richtiger Körperführung und gutem Bodenkontakt Oberarme seitlich hochheben, die Unterarme baumeln lassen. Unterarme dazuheben, Hände aus dem Handgelenk baumeln lassen (Abb. 75). Hände dazu heben, Handflächen

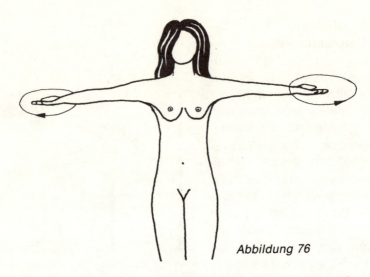

Abbildung 76

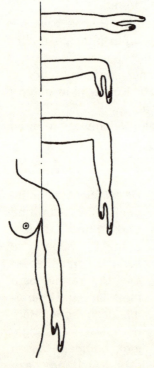

Abbildung 77

schauen nach oben, und sanft nach hinten federn. Anschließend beschreiben Handflächen erst kleine, dann große Kreise (links entgegen dem Uhrzeigersinn!!!, da nur so der Rücken „schmal" ist, bzw. Schulterblätter in Nähe der Wirbelsäule liegen) (Abb. 76). Anschließend Handflächen, Hände, Unterarme, Oberarme senken (Abb. 77).

Fingergelenke: Hände, so oft es geht, strecken, dies bringt die Hände von der Arbeitshaltung (Beugephase) immer wieder in die Streckphase (= gestreckte Finger). Diese Methode ist eine wunderbare Übung für die Erhaltung der Schönheit der Hände.

Modellieren der Hand zu einer langen, schmalen Hand; kann man übrigens täglich – beim Auftragen der Handcreme – tun, indem man sie so einmassiert, als würde man Handschuhe überstreifen.

Übungen:
Finger spreizen – schließen – wiederholen. Jedes einzelne Fingergelenk bis zum Handgelenk, eventuell unter Mithilfe der anderen Hand abwinkeln.

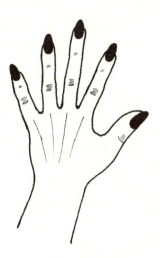

Abbildung 78

Handgelenk: Achterschleifen aus dem Handgelenk ziehen. Oder gedanklich mit langgestreckter Hand über einen Seidenvorhand streichen.

Handgelenk-Unterarm: Achterschleifen aus dem Ellbogengelenk ziehen.

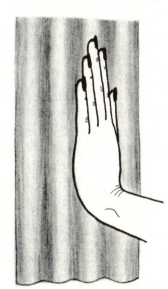

Abbildung 79

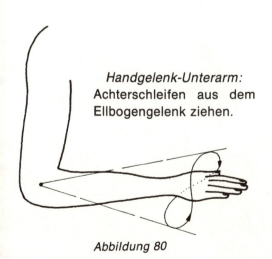

Abbildung 80

Schultergelenk: Achterschleifen aus dem Schultergelenk ziehen.

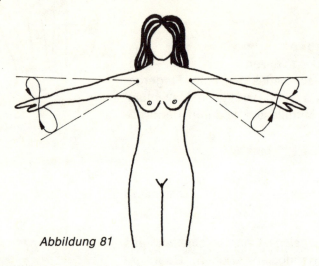

Abbildung 81

Federungsübungen: Beide Hände von den Handgelenken über die „Finger-Grundgelenke" bis zu den Endphalangen wie in innigem Gebet aneinanderlegen, durchgehend vollen Hautkontakt anstreben, alle Muskelpolster der Hände elastisch druckfedern, ohne den Hautkontakt zu lösen (Abb. 82);

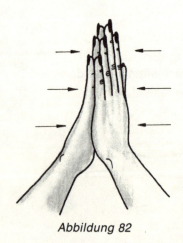

Abbildung 82

den Kontakt der Finger lösen, nicht aber die Grundgelenke; alle Polster der Handinnenflächen rhythmisch federn, die nach außen ziehenden Finger federn mit (Abb. 83);

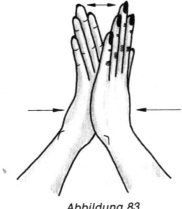

Abbildung 83

Finger wieder schließen, Handgelenke lösen, Finger-Grundgelenke nicht lösen, gemeinsam mit den Fingern elastisch druckfedern (nicht mit Oberarm-Bewegungen sichtbar nachhelfen, Kontaktwege über das Mit-erleben erkennen) (Abb. 84);

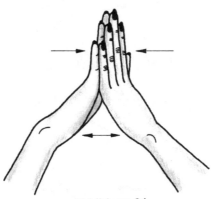

Abbildung 84

Handgelenke und Finger lösen, die Muskelpolster der Fingergrundgelenke druckfedern, die nach außen gerichteten Handgelenke und Finger federn mit (Abb. 85).

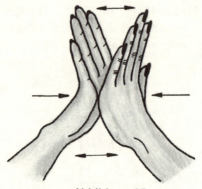

Abbildung 85

Halskopfgelenk (siehe auch unter Kopfbalance und Wirbelsäule): Die Beweglichkeit dieses Gelenks wird durch die ganzkörperlich gute muskuläre Führung des menschlichen Körpers bzw. aus der richtigen Winkelbildung gewährleistet.

Kiefergelenke (siehe auch unter Ohr): Eine deutliche Aussprache und gutes Kauen (Abb. 86) lassen „Üben" zum Alltagserlebnis werden.

Gelenkschmiere (Synovia) wird durch Bewegung erzeugt.

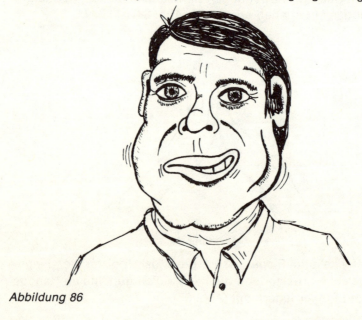

Abbildung 86

Gepflegtheit: Das Gefühl des Gepflegtseins läßt den Menschen selbstsicherer und freier sein. Gepflegtheit – bei Mann und Frau – ist mit einem anderen Wort als Kosmetik zu bezeichnen.

Gesicht: Unsere Körper-Haltung ist ausschlaggebend für die Haltung unseres Kopfes, diese trägt wesentlich zur Harmonie der Gesichtszüge bei. Jede richtige Übung der Ismakogie geschieht einschließlich des Gesichtes und ist somit Schönheitspflege im tiefsten Sinne.
Aber wie kann das Gesicht in Form gehalten oder gehoben werden?
Einerseits schon fühlbar über die Fersenenge (Fersen immer näher der Körpermitte als die Vorfüße), andererseits über die Kiefergelenke, die beim Sprechen und Kauen behilflich sind. Gut kauen, deutlich sprechen, richtig atmen sind die beste Gesichtsgymnastik!

Augen, Augenfältchen (Krähenfüßchen): Die beiden Augen in Verbindung mit dem Mund sind das Aussagendste im menschlichen Antlitz.
Grundübungen, die immer durchgeführt werden sollten:
– immer offen und frei dem Gesprächspartner in die Augen schauen,
– mit „offenen" Augen (dies im wahrsten Sinne des Wortes) durch das Leben gehen,
– fröhliche Gedanken pflegen, glücklich und zufrieden sein.

Übungen:
St. u. Ss:
– Bei guter Körperführung Hände (= Fingergrundgelenke) an die Schläfen legen;
– Augen öffnen – schließen im Wechsel; dabei ist der Augenringmuskel am Fingergrundgelenk des Zeigefingers deutlich spürbar. Beim Öffnen Augen tatsächlich „aufmachen" (= in die Weite blicken) (Abb. 87).
– Hände wie oben angeführt an die Schläfe bringen, und langsam die langgestreckten Hände von der Schläfe nach außen (lateral) führen, wobei die Augen der Führung der Hände folgen; soweit,

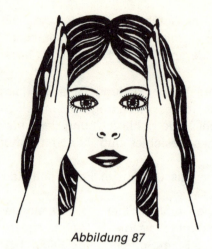

Abbildung 87

wie diese mit dem sog. dreidimensionalen Blick folgen können (Abb. 88).
- Gedanklich eine liegende 8 um die Augen beschreiben. Beginnend in der Gesichtsmitte zwischen den Augenbrauen (= drittes Auge [Hypophyse]), weiterführend um das rechte Unterlid, an den Schläfen aufsteigend und um die Augenbrau-

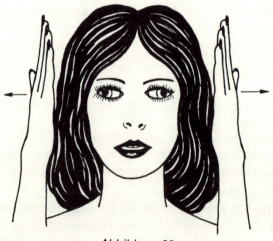

Abbildung 88

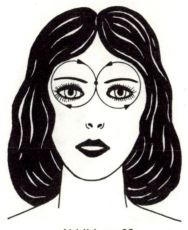

Abbildung 89

en herum. Am „3. Auge" kreuzt sich die Linie und setzt sich am anderen Auge weiter fort (Abb. 89).
– Abwechselnd in die Ferne blicken und einen Gegenstand in unmittelbarer Nähe in Blickpunkt nehmen.
– Zur Hebung der äußeren Augenwinkel konzentriert man sich gedanklich auf diesen, wobei eine Aktivierung eintritt.

Doppelkinn, untere Partie des Gesichtes: Unsere Körperhaltung spiegelt sich im Gesicht wider, denn was von „unten" her nicht in Form gehalten wird, vollzieht sich „oben" weiter.

Bei falscher Führung der Hüftgelenke (= breites Gesäß) ist auch das Gesicht breit und sinkt nach unten.

Zu vermeiden ist jedenfalls auch die Überdehnung des Halshautmuskels (= Platysma), daher niemals den unteren Gesichtsteil vorschieben (= Futtersuchergesicht; Abb. 90). Dadurch tritt nicht nur eine Überdehnung der Halshaut – und dadurch unnötige Halsfalten – auf, sondern auch die mimische Muskulatur wird abwärts gezogen. Letztlich führt diese Haltung – da die Durchblutung zum Gehirn reduziert wird – oftmals zu unerwünschten Kopfschmerzen.

Auch auf die Lippen ist muskulär größtes Augenmerk zu richten, diese sollten immer locker sein. Festgehaltene Lippen ziehen die Wangen abwärts.

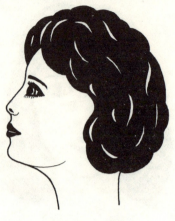

Abbildung 90

Übung bei Hängewangen: Gedanklich eine Verbindung zwischen beiden Jochbeinen und der Hypophyse (= 3. Auge) herstellen und zum oberen Punkt des Dreiecks hinaufziehen.

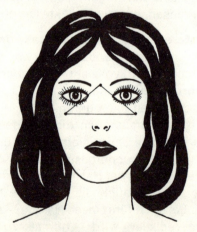

Abbildung 91

Falten: Sie sind Symptome für den Gesundheitszustand des Menschen!

Mit zunehmendem Alter – durch Wasser- und Elastizitätsverlust, bei Gewichtsreduktion bzw. durch unsere geistige Haltung und unseren Gesundheitszustand – treten durch die Muskeltätigkeit im Gesicht und dem daraus resultierenden Muskelzug durch Raffung verschiedener Hautpartien Falten auf.

Gesichtsfalten:
Augenfalten (siehe Augen).
Halsfalten: Der oberflächliche Muskel der Halsvorderseite, der Halshautmuskel (= Platysma) wird, wie schon erwähnt, durch falsche Kopf-Halsführung überdehnt und bildet so mehr oder weniger stark ausgeprägte Falten.

Übung:
So oft es geht (eventuell unter Zuhilfenahme eines Spiegels) korrigieren der richtigen Hals-Kopfhaltung bzw. bewußte gute Körperführung. Rechte-Winkel-Bildung, bis diese richtige Körperführung zur Gewohnheit wird.

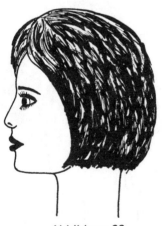

Abbildung 92

Achtung: Beim Schlafen sollte ebenfalls darauf geachtet werden, daß der Hals nicht überdehnt wird.
Vorsicht bei der Halspflege: Hals niemals überdrehen!!!

Richtig!

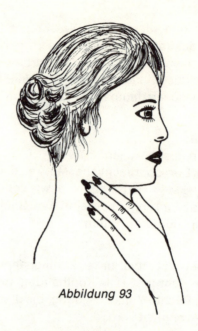

Abbildung 93

Falsch! So entstehen noch tiefere Falten.

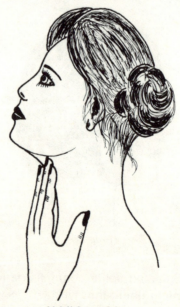

Abbildung 94

Stirnfalten: Unser Stirnmuskel (Musculus frontalis) ist ein Regler; er macht alles mit, was die angrenzenden Muskeln verursachen.

Querlaufende Stirnfalten lassen sich vermeiden, indem die Schädelhaubenmuskulatur beweglich gehalten wird bzw. über richtige Hals-Kopfführung für einen muskulären Ausgleich Sorge getragen wird.

Senkrechte Falten, die vom Stirnrunzler (Musculus corrugator glabellae) verursacht werden, können durch weites Öffnen der Augen und gedankliches Ziehen zur Schläfe hin geglättet werden. Es ist darauf zu achten, daß die Augenbrauenköpfe nicht zusammengezogen werden.

Nasenlippenfalte (Nasolabialfalte): Entsteht durch muskuläre Verspannung des Kinnmuskels, aber es läßt auch auf physische und psychische Störungen rückschließen.

Übung:
Wie unter Kinn beschrieben.

Gesundheit und Gesicht: Gesundheit ist ein Idealbegriff! Ihn sollten wir fördern, viel mehr als alle anderen Ideale wie Reichtum, berufliche Karriere usw.

An Augenbrauen, Nase, Lippen läßt sich der Gesundheitszustand eines Menschen ablesen.

Am Jochbein kann der Tonus der Haut überprüft werden. Läßt sich eine große Hautfalte abheben, ist der Mensch müde oder krank.

Gleichgewichtsführung ist bewußte Gleichgewichtsverteilung in jeder Situation.

Hüter des Gleichgewichtes und der aufrechten Haltung des Menschen ist der große Gesäßmuskel (= Musc. glutaeus maximus).

H

Haarausfall: Dieser tritt meist in Verbindung mit einer inneren Störung auf. Oftmals ist eine Gallenfunktionsstörung die Ursache des Haarausfalles. Generell sollte immer auch eine Störung der

Hypophysentätigkeit in Betracht gezogen werden. Zu beachten wäre das Waschen der Haare mit alkalifreien Shampoons. Tägliches Massieren der Kopfhaut zur Anregung der Kopfdurchblutung bzw. zur Förderung der Beweglichkeit der Schädelhaube. Diese sollte sich gut vor- und rückschieben lassen.

Übung:
Alle zehn Finger (Daumen am Hinterhauptsmuskel [= M. occipitalis]) über die Schädelhaube verteilt, schieben diese in der Phase des Einatmens zurück und in der Phase der Ausatmung vor.

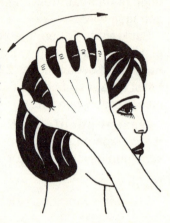

Abbildung 95

Depressive Menschen sollten ferner beachten, die Frisur so zu wählen, daß die Stirne frei bleibt, d. h. keine Ponyfransen. Stirnzone (= Hypophysenzone) sollte nicht verdeckt werden.

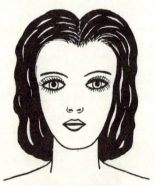

Abbildung 96

Hallux (Überbein des Großzehengrundgelenkes): Tägliches Üben bringt auch hier in Verbindung mit allgemeinen Fußübungen (Formung bzw. Aktivierung des Quergewölbes) gute Resultate.

Übung:
Ss: Heben der beiden großen Zehen, zur Körpermitte führen – loslassen.

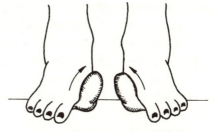

Abbildung 97

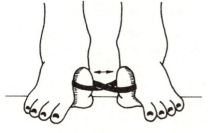

Abbildung 98

Ss: Über beide großen Zehen legt man in Achterschleife einen dicken Gummiring (Einweckgläser) und führt beide Zehen gegen den Widerstand des Gummiringes körperauswärts – loslassen und wiederholen.

Barfußgehen, richtiges Gehen mit Abrollen des Fußes, Zehengymnastik durch Bewegen der Zehen, richtiges Schuhwerk (bei jedem hohen Absatz liegt das Körpergewicht am Quergewölbe) und die Kontrolle der Fußreflexzonen – diese Zone korrespondiert mit der Schilddrüse – wären empfehlenswert.

Haltungsverbesserung: Die Haltung eines gesunden Menschen unterscheidet sich von der des Kranken. Fehlhaltungen, wie vorhängende Schultern, verschränkte Arme, werden dadurch ausgeglichen, daß mit Beteiligung der Oberarme „busentragende", „busenhaltende" und „busenbewegende" Übungen eingesetzt werden. Wieder ist dabei die kreuzartige, nur schulterbreite Führung des Körpers ein guter Wegweiser, auch dann – und vielleicht gerade dann –, wenn das „Kreuz" nur schmale Waagrechtbalken hat. Die Arme hängen frei, die Schultern aber sind weit nach außen geführt und muskulär etwas nach rückwärts gehalten, das „Kreuz" ist also ganz schlank und macht schlank.

Hämorrhoiden: Prophylaktisch gesehen ist die beste Voraussetzung zur Verhinderung von Hämorrhoiden die gute Durchblutung bzw. ein normaler Stuhl. Wie sieht dieser aus?
Der von einer gesunden Verdauung erzeugte Stuhl soll folgende Eigenschaften aufweisen:
- Wurstförmig geformt mit abgerundeten Enden und glatter Oberfläche.
- Im Wasser soll er untergehen; schwimmt er, enthält er zuviele Gase.
- Der gesunde Stuhl soll fast geruchlos sein; übler oder säuerlicher Geruch bedeutet Darmfäulnis bzw. Darmgärung.
- Der After soll nach erfolgter Stuhlentleerung kaum beschmutzt sein. Starker Verbrauch an Klopapier kann bereits Zeichen eines geschädigten Darmes sein.
- Der Stuhl soll regelmäßig, d. h. täglich erfolgen. Regelmäßiger Stuhlgang allein bedeutet jedoch noch lange nicht, daß die Verdauung funktioniert. Überdies kann starkes „Drücken" oder „harter" Stuhl Hämorrhoiden forcieren.

Übung:
Zusammen-Ziehen des Afters und Rectums (Mastdarm) so, als würde man den Stuhl zurückhalten wollen. Selbstverständlich mit Rechter-Winkel-Bildung und gutem Bodenkontakt! Tägliches Üben führt auch hier zum Erfolg!

Hände (siehe Arme und Hände): Ein kleiner kosmetischer Tip: Kartoffelwasser (Kochrückstand) sollte nicht weggegossen, sondern zum Waschen der Hände verwendet werden. Wenn die Qualität der Kartoffeln es erlaubt, sollte Kartoffelwasser für Suppen, Soßen oder als Getränk verwendet werden. Guter Ausgleich bei Übersäuerung!

Harmonie: Der gesunde, glückliche Mensch lebt in Harmonie mit sich selbst, lebt in Harmonie von Körper–Seele–Geist. Er ist in seiner „goldenen Mitte".

Haß: Hüten sollte sich jeder vor Gedanken des Hasses! Durch das Naturgesetz von Ursache und Wirkung fallen alle bösen Gedanken wieder auf einen selbst zurück.

Hausfrau: Gerade bei der Hausarbeit (Schwerarbeit) ist es wichtig, den Körper „ökonomisch" zu führen bzw. die Körperenergie nicht durch Fehlhaltungen bei der Hausarbeit zu vergeuden. Ob beim Staubsaugen, Fenster putzen, Bügeln usw. – richtige Körperführung macht die Arbeit leichter und läßt uns weniger schnell ermüden.

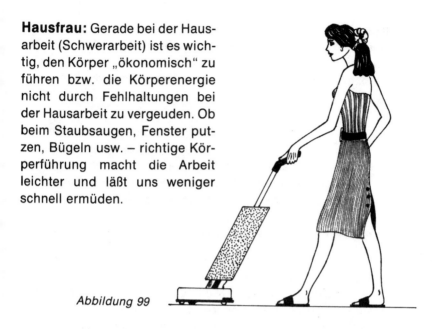

Abbildung 99

Haut – Spiegel der Gesundheit: Da Haut und Stoffwechsel in enger Beziehung stehen, können wir die Haut als Spiegel der Gesundheit sehen. Die Haut ist ein Organ mit sehr vielen und wichtigen Funktionen. Daher sollten wir ihrer Pflege größtes Augenmerk zuwenden.

Eine gesunde Haut sollte blaßrosa aussehen. Ist die Haut blaß, ist dies immer ein Zeichen schlechter Durchblutung. Eine Rötung wiederum deutet auf Stauung hin, ist sie bläulich verfärbt, weist das auf schlechte Sauerstoffversorgung des Blutes hin. Eine gelbliche Verfärbung läßt auf eine Gallenstörung rückschließen. Braune Flecken oder fleckige Verfärbung sind Zeichen chronischer Vergiftung von innen, meist aus der Darmzone.

Die Haut sollte sich wie ein Mieder dem Körper anschmiegen. Falten sind daher immer ein Zeichen des Elastizitätsverlustes (wie ein ausgedehntes Gummiband). Falten entstehen nicht nur altersbedingt oder durch eine äußere Schädigung, sondern durch eine Schädigung von innen. Falten sind auch immer mit einem Wasserverlust in Verbindung.

Die gesunde Haut – wo finden wir sie heute noch? – sollte glatt, mattglänzend prall und elastisch sein. Beim Angreifen solte sie sich angenehm, warm, seidig weich anfühlen. Jegliche Abweichung, d. h. fette, trockene, schuppige, schmierige oder übermäßig feuchte Haut, ist Zeichen einer Vergiftung von innen.

*Was Niere und Blase nicht ausscheiden können,
das muß der Darm ausscheiden,
was dieser nicht mehr kann, muß die Lunge tun.
Liegt eine Ausscheidungsschwäche aller Organe vor
bzw. werden diese lange Zeit ständig überlastet,
so muß die Haut einspringen,
was die Haut nicht mehr ausscheiden kann, führt zum Tod.*

Chinesischer Spruch

Die Kleidung – unsere 2. Haut: Einen wesentlichen Einfluß auf unsere Körperhaut übt unsere Kleidung aus. Um ihre wichtigen Funktionen nicht zu unterbinden, sollte sowohl in der kühlen (Kleidung als Wärmeschutz) als auch in der warmen (Kleidung als Licht-Strahlenschutz) Jahreszeit darauf Bedacht genommen werden.

Hautfreundlich sind Naturfasern wie Seide, Baumwolle, Wolle, Leinen.

Hormone (siehe unter Hypophyse).

Hüfte (siehe auch Becken und Gelenke): Erkrankungen des Hüftgelenkes zählen zu den häufigsten orthopädischen Problemen. Wie bei allem im Körper, ist auch hier der Natur ein Meisterwerk an Präzision gelungen; denken wir nur an die enorme Belastbarkeit dieser Gelenke.

Das exakte Zusammenspiel zwischen dem Hüftgelenkskopf als oberstem Teil des Oberschenkels und der Hüftgelenkspfanne ermöglicht, geführt durch die vielen dort ansetzenden Muskeln und Bänder, die Beweglichkeit des Beines.

Bewußt wird uns leider unser Körper erst dann, wenn irgendwo Schmerzen auftreten. Daher sollte es durch Ismakogie als Alltagsbewegung, d. h. richtige Körperführung, erst gar nicht so weit kommen.

Achtung! Hüftgelenk geht mit Fersenführung konform, daher Fersen zur Körpermitte führen.

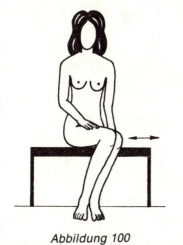

Übungen:
Ss: Knie, Oberschenkel aus dem Hüftgelenk re/li schwingen (Abb. 100).

Abbildung 100

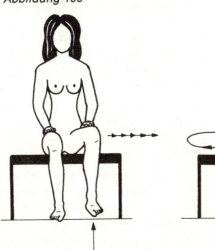

Abbildung 101

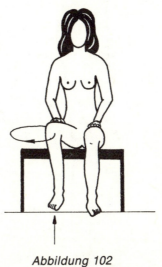

Abbildung 102

Ss: Ein Bein mit dem Oberschenkel ein wenig hochheben, aus der Hüfte nach außen federn (zentimeterweise) – anderes Bein (Abb. 101).

Ss: Wie vorhin, mit dem Knie kleine Kreise nach außen zeichnen (Abb. 102).

Ss: Rechtes Fußgelenk über das linke Knie legen, rechtes Knie mit rechtem Mittel- oder Zeigefinger hinunterfedern (Abb. 103).

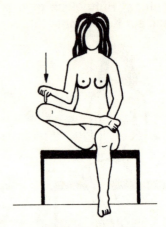

Abbildung 103

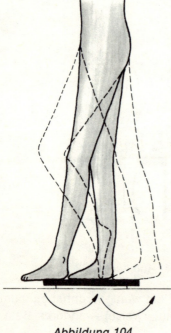

Abbildung 104

St: Scheibe: Rechter Fuß steht ganz auf der Scheibe. Linke Ferse steht vor der großen Zehe des rechten Fußes. Linken Fuß langsam abheben, mit der Zehenspitze leicht neben der Scheibenmitte aufsetzen, abheben, hinter der rechten Ferse aufsetzen, Richtungswechsel! („Ballett" – „Schuhplattler") (Abb. 104).

St: Mit dem Daumen Becken nach vor dirigieren, mit Zeigefinger nach hinten (Abb. 105). Übung ohne Hilfe der Hände.

St: Becken abwechselnd re/li nach hinten federn. Der Oberkörper bleibt bei allen Übungen ruhig (Abb. 106).

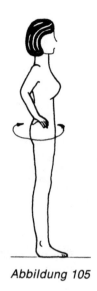
Abbildung 105

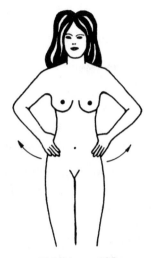
Abbildung 106

Hypophyse (das dritte Auge des Menschen; siehe auch unter Chakra): Die Hypophyse bildet mit den Augen die Spitze eines nach hinten leicht aufsteigenden, exakt gleichschenkligen Dreiecks.
Wenn man die Lage im Gesicht zeichnen wollte, liegt sie genau über der Nasenwurzel, wie ein 3. Auge. Anatomisch betrachtet ist sie das höchstgelegene Sinnesorgan und zugleich ein übergeordnetes.
Die Hypophyse kann auch als 6. Sinnesorgan gesehen werden. Sie ist ein hormonelles Regulationszentrum, d. h. die eigentliche hormonelle Steuerungszentrale, die das Stoffwechselgleichgewicht des Körpers nicht nur überwacht, sondern durch Hormonabgaben (als endokrine Drüse) reguliert. Sie kann die ihr untergeordneten Hormondrüsen (Thymus-, Schild-, Bauchspeicheldrüse, Nebennieren und Keimdrüsen) zur verstärkten Hormonausschüttung anregen oder diese hemmen. Außerdem ist sie direkt durch das vegetative Nervensystem mit dem Auge verbunden.

I, J

Individuum, Ich (siehe unter Persönlichkeit).

Innere Ruhe (siehe Meditation).

Isometrik: Das isometrische Krafttraining bietet durch gezielt eingesetzte „Streckübungen" die Möglichkeit, sowohl auf dem Gebiet des Sports als auch im Rahmen der Rehabilitation als Ergänzung der üblichen Methoden eine wertvolle Hilfe zu geben.

Joga (Yoga) ist identisch mit dem deutschen Wort „Joch" bzw. „Jugum" (= lateinisch), was Joch oder Pflicht bedeutet. Ebenfalls bringt das lat. Wort „jugo" (= ich verbinde, vermähle) den Sinn zum Ausdruck.

Unter Yoga versteht man die Vereinigung des niederen menschlichen Selbst (individueller Geist) mit dem göttlich-universellen Geist.

Der Yogi erforscht in erster Linie das Innenleben – das Seelenleben – und bedient sich dabei der Naturkräfte.

Unter den sechs wichtigsten Yoga-Systemen hat sich speziell in unserem Kulturkreis der Begriff des Hatha-Yoga – das sich mit der Pflege des Körpers beschäftigt – manifestiert.

Hatha-Yoga = Verbindung von Sonnen- (Ha) und Mond- (tha) Atem.

Jugendliche (siehe Schüler, Studenten).

K

Kaltfuß (siehe bei Füßen).

Kinder: Kinder bringen durch das „Schaukeln" auf Stühlen ihren Körper noch unbewußt in Schwingung. Erst durch ständige Ermahnungen – „Sitz ruhig" – verliert der Mensch wie auch in anderen Belangen, z. B. bei der Nahrungsaufnahme, seinen natürlichen Instinkt.

Achten sollte man darauf, daß das Kind seiner Körpergröße angepaßt das richtige Sitzmöbel zur Verfügung hat, denn nur so kann man von einem Kind verlangen, aufrecht zu sitzen.

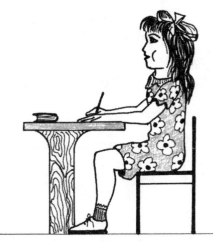

Abbildung 107

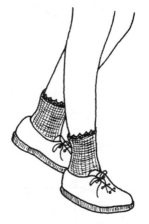

Abbildung 108

Ist kein Bodenkontakt möglich, sackt das Kind natürlich in sich zusammen. Das Kind sollte bequeme, der Fußgröße entsprechende, am Vorfuß genügend breite Schuhe tragen.

Kleinkinder: Bei ihnen sollte man bereits beginnen, ihren Körper richtig zu führen! Die Aufrechterhaltung der Harmonie zwischen Körper–Seele–Geist kann nicht früh genug geübt werden.

Knie (siehe Beine und Gelenke).

Kontaktübungen:
– Mit geschlossenen Augen Gegenstände der Umgebung tasten, begreifen, wahrnehmen, beurteilen, evtl. darüber sprechen (Abb. 109);
– auch die eigenen Hände und Arme mit geschlossenen Augen wechselfedernd ertasten; ohne den Hautkontakt zu lösen, armaufwärts und arm-abwärts gleiten, die Rundungen spiralenförmig einschließen, leichtes Druckfedern zwischenschalten (Reaktionen wahrnehmen; Abb. 110);

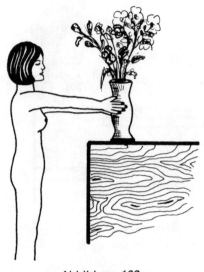
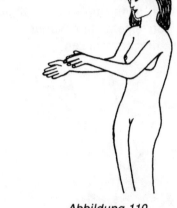

Abbildung 109   *Abbildung 110*

- die Hände voll auf die Oberschenkel-Mitte legen (Abb. 111), die Finger „schauen" kniewärts, die Hände schmal, lang, schlank denken (Streckzug der Kleinfinger einschalten!);
- die Muskelpolster der Hände mit „hauptamtlicher" Beteiligung aller Muskelpolster der Finger-Grundgelenke ganz langsam, ohne Druckhärte in die Oberschenkelmuskulatur drängen;
- fühlen, daß und wie die Oberschenkelmuskulatur die Hände zurückdrängt;
- dieses muskuläre Wechselspiel „geschehen lassen", einigemale federnd wiederholen, Kontaktstellen wechseln, Fußmuskel-Mitarbeit wahrnehmen!
- Die Handinnenflächen, auch die Finger-Grundgelenke, exakt seitaußen in Höhe der Rippen 9-10-11 an den Brustkorb legen (Abb. 112), die Finger weit abziehen, nicht beteiligen, ruhig atmen. Die Hände federn deutlich rhythmisch mit, wenn die Schultergelenke nicht fixiert sind. Der knorpelige Nasenanteil spielt gleichsinnig mit!
- Brüste tragen, halten, heben und bewegen über federnde Auslöse-Kontakte der Kleinfingerstrecke der ganzen Hand! (Abb. 113)

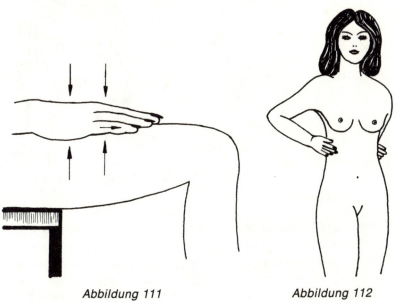

Abbildung 111

Abbildung 112

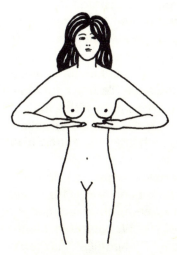
Abbildung 113

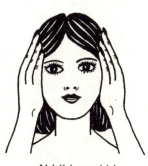
Abbildung 114

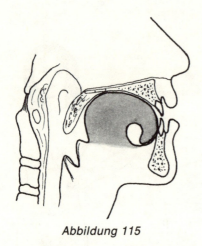
Abbildung 115

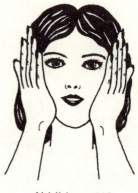
Abbildung 116

— Die Hände muschelförmig, ohne Druck rund um die Ohren leicht tastend auflegen (Abb. 114), saugähnliche muskuläre Kiefergelenksbewegungen einsetzen, das Mitbewegen der Ohren und der Hände wahrnehmen, die Bewegungen variieren: *Hoch*-tief, *Rück*-vor oder kreisend, bzw. bedarfsbedingt bei Hängewangen oder tiefen Schrägfalten u. a. m. Keine echten, sichtbaren Kaubewegungen einsetzen! (Die Schrägbuchstaben zeigen die Zugintensität an.) Zu beobachten ist weiterhin bei dieser Übung, daß der Zungenbogen, kontaktierend mit dem festen Gaumenbogen, die Saugbewegungen mitspielt, wofür die Zungenspitze am Unterkiefer Widerstand gefunden hat (Abb. 115). Auch das Zungenbein, die feste Plattform für Muskeln, die den Unterkiefer bewegen, ist sichtbar oder fühlbar beteiligt und verhindert oder behebt – konsequent eingesetzt – die Doppelkinnbildung, Hängewangen, hängende Mundwinkel u. a. m.

— Liegen die Muskelpolster der Handgelenke auf den Wangen, anfangs ungefähr in Höhe der Zahnreihen (Abb. 116), dann werden durch die wieder nur muskulären, nur „saugenden" Kiefergelenksbewegungen hoch-tief die Wangen, die Mund- und Augenwinkel belebt, gefestigt, „Krähenfüße" ausgeglichen. Die mimisch-muskuläre Aktivität teilt sich, sichtbar oder unsichtbar eingesetzt, wie jede andere lokalisiert ausgelöste Übung oder lebensgerechte Entsprechung der Einheit mit.

Kontraktion (lat.): Zusammenziehen.

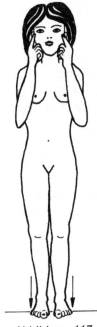

Konzentration: Durch Ismakogie besinnt man sich des eigenen ICH. Man beginnt sich plötzlich auf völlig neue Weise zu erleben und sein Körperbewußtsein zu vertiefen.
Ausgeglichenheit, Selbstsicherheit, Fröhlichkeit und Glücklichsein sind der Lohn für die Arbeit an sich selbst.

Übungen:
St: Ohrläppchen halten und mit verstärktem Bodenkontakt fußaußenrandig bodenwärts federn.

Abbildung 117

St: Heben, Senken (im Wechsel) der großen Zehe bis zum Großzehengrundgelenk; beide Großzehen gehoben anhalten, dadurch wird der ganze Körper angehalten, denn wenn die große Zehe will, steht ...!
Bei Wiederholung dieser Übung schwingt bei intaktem Muskelzug der ganze Körper mit, wobei die Zehen zum Dirigenten des Körpers werden.

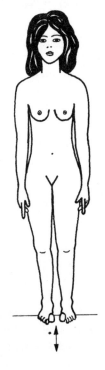

Abbildung 118

Kopf:

In der Natur wie in der Kunst sind Zahlen grundlegend!

PYTHAGORAS

Die Zahl „7" manifestiert sich in den Zahlen der Kopfhöhe. TANK hat die Kopfhöhe in 7 Teile (partes) zerlegt. Die Kopflänge ist 8mal in der Körperlänge enthalten. Es kann kein Zufall sein, daß sich gerade die Zahl „8" als Unendlichkeitszahl in der Kopfpartie wiederfindet.

Von Leonardo da VINCI stammt die berühmte 3-Teilung des Gesichts, derer sich der Visagismus (= Schminktechnik, auf die Persönlichkeit bedacht) bedient. Der modernen Gesichtschirurgie ist die Dreiteilung Leonardo da VINCIS ebenfalls zugrunde gelegt.

1. Teil = von der Haargrenze bis zum medialen Augenbrauenansatz,
2. Teil = vom medialen Augenbrauenansatz bis zur Nasenbasis,
3. Teil = von der Nasenbasis bis zur Kinnbasis (Abb. 119).

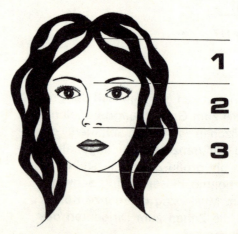

Abbildung 119

Kopfbalance und Nackenzug: Eine gute Körperhaltung – Rechte-Winkel-Bildung – gewährleistet auch eine richtige Kopfbalance. Der Nacken ist dabei langgestreckt – dieser Zug vollzieht sich

bis in die Haarspitzen –, dadurch bildet Hals mit Kinn einen rechten Winkel und die Gesichtskonturen sind schön gezeichnet.
Eine gute Kopfbalance bedarf eines guten Nackenzuges, d. h. o. a. Punkte sind zu beachten, wodurch die Bewegungsfreiheit des Hals-Kopfgelenkes gewährleistet wird.

Übungen 1 bis 3: Zur Belebung der Halswirbelsäule und Aktivierung des Hals-Kopfgelenkes.
Ss u. St:
1. Grundhaltung wie oben angeführt, die Stirne „spricht" ein nonverbales „Ja" aus.

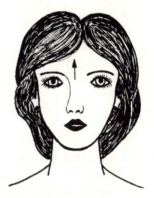

Abbildung 120

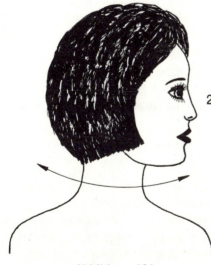

2. Langsam Kopf links und rechts bewegen = gedankliches „Nein".

Abbildung 121

3. Kopf seitlich links – rechts bewegen = gedankliches „vielleicht". Vorsicht: Schultern dabei nicht hochziehen!

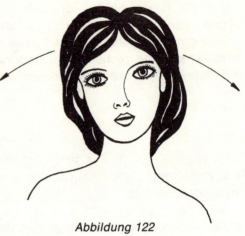

Abbildung 122

Mund, Mundraum, Zungenmuskulatur: Mund, Schlund und Verdauungstrakt stehen in direktem Zusammenhang.

Unser Mund dient zur Aufnahme der Nahrung, mit Hilfe der Zunge wird er über den Geschmackssinn zum Sinnesorgan, jedoch erst mit Unterstützung der Nase. Jeder hat schon erlebt, daß z. B. durch einen Schnupfen der Geschmackssinn wesentlich beeinträchtigt ist. Er ist auch zugleich Bildungsorgan der Sprache, die uns als verbales Zeichen, als Kommunikationsmittel sowie als Instrument des begrifflichen Denkens dient.

Beim gesunden Menschen ist die Mundspalte gerade, die Mundwinkel von Ober- und Unterlippe sind deutlich sichtbar. Durch den guten Spannungszustand des Schließmuskels ist der Mund klein und nicht viel breiter als die Nase. Das Rot der Lippen ist gut gefärbt.

Lippen locker, Rücken schmal – ist ein „Hit" in der Ismakogie, der in Holland geprägt wurde.

Schöner Mund – Lippen: Um schöne, begehrenswerte Lippen zu behalten oder sie wiederzuerwerben, muß neben allgemein gültigen Richtlinien der gesunden Lebensweise besonders darauf Bedacht genommen werden, diese niemals zu fixieren. Das sog. „Zusammenbeißen der Zähne" in schwierigen Lebenssituationen sollte sich wirklich nur auf die Zähne, und nicht auf die

Lippen beziehen. Fixierte Lippen ziehen auch die Wangen nach unten! Die Bewegungsfreiheit unseres Mundes bestimmt Formschönheit, Ausdruckskraft und Aussagevielfalt des Gesichtes.

Das ungestörte Ineinanderwirken aller beeinflußbaren Muskeln gibt jede Art der Lippenformung frei. Blockierung im Körper fixiert auch den Mund – und umgekehrt ebenfalls.

Zähne: Die Mahlzähne geschlossen ergibt feste Schläfen.

Zunge: Zungenmuskulatur. Eine lustige Übung ergibt sich aus folgendem Denken: Was kann unsere Zunge alles?

Langstrecken, zusammenrollen, hochheben, zusammendrücken. Bei letzterem kann daraus bereits wieder eine Übung erfolgen: Wenn wir an etwas „Saures" denken, kontrahieren der Ringmuskel des Mundes und der obere Schlundschnürer. Mit dem Zungenbogen am Gaumen saugende Bewegungen durchführen (wie Säugling beim Stillen), Zungenspitze ist an den unteren Schneidezähnen, Kinn und Lippen sind locker.

Sprechübung: Lacht-schaut-kaut – deutlich im Wechsel artikulieren.

Übung für die Lippenmuskeln (Recti):
Selbst die Hand oder gedanklich einen Säugling ganz zart – mit lockeren Lippen – küssen.

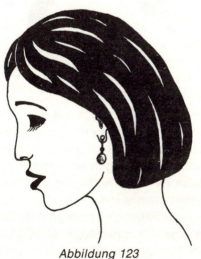

Abbildung 123

Nase – Gesichtsmitte (siehe auch unter Atmungs- und Bewegungswellen): Die Nase ist Beginn und Ende des muskulären Atmungsweges. Sie sollte zart, die Nasenlöcher und Nasenflügel weit, jedoch nicht gebläht sein. Die Nase ist ein Riech- und Atmungsorgan. Jeder Atemzug nimmt seinen Ursprung über die Nase. Beim Einatmen zieht die Nasenmuskulatur die Gesichtsmitte hoch, die Wangenpartie wechselt nach unten (Abb. 124). Beim Ausatmen findet dieser Rhythmus in umgekehrter Reihenfolge statt (Abb. 125). Da Nase mit Gesichtsmitte in der Ausatmungsphase lang wird, steigt die Seitenpartie des Gesichtes hoch. So kann jede richtige Atmung als wunderbare Gesichtsgymnastik gewertet werden bzw. könnte man sagen: Atmungswellen sind **dauerwirksame Gesichtsgymnastik!**

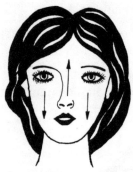 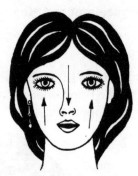

Abbildung 124   Abbildung 125

Übung:
Phalangen des Mittelfingers weich auf den Nasenrücken legen; verbal ein „A" zum Ausdruck bringen und dabei beim gleichzeitigen Einatmen fühlen, wie die Haut der Nase durch die Muskelbewegung sanft nach oben gezogen wird. In der Ausatmungsphase wird der Buchstabe „N" zum Helfer dieser Übung, Nasenrücken wird lang, Wangenkuppen sind gehoben!
Kinn: Der Kinnmuskel (Musculus mentalis) ist für das „Lockerlassen" der Lippen bzw. für abwärtsführende Mundwinkel verantwortlich. Darüber hinaus fixiert er das gesamte Gesicht.

Wird er aus seiner Verspannung losgelassen, kann sich das Gesicht physiologisch richtig bewegen.

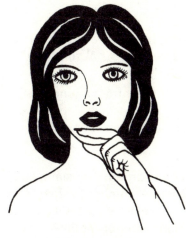

Abbildung 126

Übung:
Ss u. St: Zeigefinger in die Kerbe zwischen Kinn und Unterlippe. Daumen unter dem Kieferrand, mit Zeigefinger den verspannten Kinnmuskel bewegen – dabei unbedingt Unterlippe lockern – und auf richtige Zungenführung achten!

Kopfwehanfälligkeit: Durch die Muskelaktivierung bei der Durchführung der Übungen wird die Durchblutung angeregt; dadurch werden Kopfschmerzen, die verschiedenste Ursachen haben, gelindert.

Körper: Außer den sichtbaren materiellen Körperformen in Mineral, Pflanze, Tier und Mensch wird noch von einem Empfindungskörper, entwickelt in der Pflanzenwelt, einem Gefühlskörper oder Astralkörper, entwickelt in der Tierwelt, und einem Denk- oder Mentalkörper, entwickelt im Menschen bis hin zum Bewußtsein, gesprochen. Für diese vier Evolutionsstufen gibt es auch in den östlichen Religionen entsprechende Bezeichnungen.

Über dieser körperlichen Vierheit steht der dreifältige Geist- oder Gottesbereich, sodaß vom siebenfachen Menschen gesprochen werden kann. (Kabbalistische Ausdeutung der Zahl 7 = Vollendung oder Sieg.)

Diese 4 Körper (= physisch, ätherisch, astral und mental) findet man als Grundlagen des Lebens in den 4 Urelementen: Erde, Wasser, Luft und Feuer (der Schwere nach geordnet), wieder.

Körperform: Gesundheit und Schönheit sind immer gepaart! Eine natürliche Lebensweise – wieviele Menschen vergewaltigen heute ihren Organismus – führt auch zurück zu einer gesunden, schönen Körperform.

Körperführung: Albert Schweitzer sagte: *„Wir leben in einem gefährlichen Zeitalter! Der Mensch beherrscht die Natur, bevor er gelernt hat, sich selbst zu beherrschen."*
Nur etwa ein Drittel der körperlichen Beeinträchtigungen sind schicksalsbedingt; zwei Drittel werden von uns aus Bequemlichkeit, Informationsmangel und oberflächlichem Denken verursacht.

Körpermitte (die Urbewegung aus der Körpermitte; siehe auch Becken): Die Körpermitte ist die Energiezentrale! Werden ihre Muskeln fehlgeführt, ist die Bewegungskette gestört. Weder das Gesicht noch andere Teile des Körpers können optimal belebt werden. Sind diese Muskeln naturgesetzlich aktiv, sind die Lebenserhaltung, die Bewegung, die Konzentration und die Verdauung gesichert.

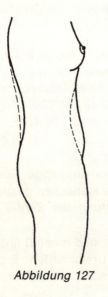

Abbildung 127

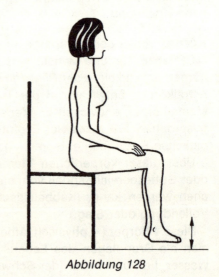

Abbildung 128

Ist die Körpermitte zu „leblos", dann gibt es ismakogen ein lustiges Drehen auf der Schwingscheibe oder naturgesetzlich aus der kreuzartigen Führung des Körpers eingesetzte, rhythmisch variierende Rotationen über eng aneinander liegenden Fersen, die Arme dabei als Kreuzes-Querbalken gehalten. Urbewegungen aus der Körpermitte wirken komplex formgebend und belebend!

Übungen:
St: Unterbauch vor- und hochziehen (Gedankenhilfe: Reißverschluß zuziehen bei enger Hose) (Abb. 127).
Ss: Beide Fußsohlen 1 cm hochheben, anhalten und wieder aufsetzen (Abb. 128).
Ss: Im Sitzen „radfahren" (Abb. 129).
Ss: Rechter Mittelfinger zur Stirnmitte, rechtes Knie zu rechtem Ellbogen führen und zurück führen. Harmonisch im Wechsel links und rechts bzw. gegengleich = rechter Ellenbogen – linkes Knie (Abb. 130).
Bs: 3 rechte Winkel bilden, Gesäß kontrahieren, dabei „groß" werden. Nach dieser Streckspannung loslassen in die Querspannung (Abb. 131).
Gehen: fersenschmal, Schritte aus den Hüftgelenken führen! (Abb. 132).

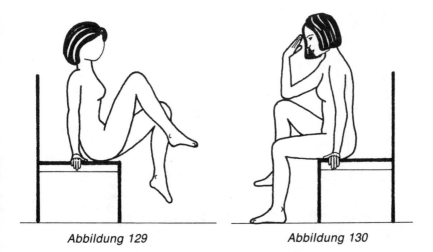

Abbildung 129   *Abbildung 130*

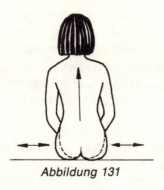
Abbildung 131

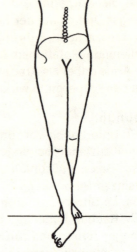
Abbildung 132

Scheibenübungen:

St: Beide Füße befinden sich auf der Scheibe, aus den Fußgelenken leicht rechts/links drehen (Abb. 133).

Gesäß auf der Scheibe, Knie abgewinkelt, rechtes Bein strecken und mit Ferse auf den Boden tippen, Beine abwechseln: rechts/links (Abb. 134).

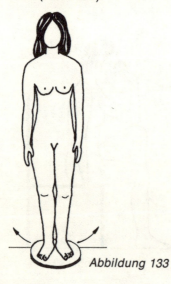
Abbildung 133

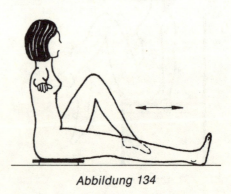
Abbildung 134

Körperpflege: Wir dürfen nicht Sklaven unseres Körpers sein. Der Körper ist vielmehr unser Werkzeug für die Tätigkeit der Vervollkommnung. Allerdings ist er ein sehr kostbares Instrument, das daher mit großer Sorgfalt gepflegt werden sollte.

Körpertraining: Ismakogie bietet das ideale naturgemäße Körpertraining!

Kosmetik und Ismakogie, „ein" Begriff zur Erhaltung des ästhetischen, harmonischen Erscheinungsbildes des Menschen.

Die Bedeutung der Kosmetik in bezug auf Gesundheitspflege kam in letzter Zeit in Mißachtung.

Ich finde als Kosmetikerin, daß eine gepflegte Frau bzw. jeder gepflegte Mensch jeden Zweifels darüber erhaben sein sollte, denn: *Kosmetik ist keine Zeitbombe – Kosmetik ist, war und bleibt Kultur!*

Seit jeher wurden Hochkulturen der Menschheit durch Jahrhunderte von einer kultivierten Kosmetik begleitet. Hinweise dazu liefern uns die ägyptische, assyrische und die Kultur der Indus sowie die des Altertums.

Zahlreiche geschichtliche Hinweise dokumentieren die medizinische und kosmetische Bedeutung von Heilpflanzen.

Auch in der Bibel finden wir u. a. im Johannes-Evangelium (Joh. 12, 2–8) die Beschreibung der Salbung Jesu Christi durch Maria Magdalena.

Zweifellos steht daher außer Frage: Kosmetik eine Zeitbombe? *Nein! Kosmetik ist Kultur!*

Kosmonaut (siehe Astronaut).

Kraft: Kraft ist niemals Härte. Eine nach außen gerichtete, strotzende Kraft verbirgt oft eine gewisse Schwäche. Die größte Kraft im Leben ist die Liebe, und ihr Kennzeichen ist eine unendliche Sanftmut.

Krähenfüße (siehe unter Gesicht).

Krampfadern: Durch die Bewegungsarmut der heutigen Zeit im allgemeinen, erblich bedingt, durch stehende und sitzende Berufe, falsche Lebensweise, Schwangerschaft usw. leidet bereits ein Teil der Bevölkerung, dabei wiederum die Frau – bedingt durch Bindegewebsschwäche und zum Teil durch die Antibabypille – stärker als der Mann, an Krampfadern.

Krampfadern sind das Symptom einer Stauung, d. h. Verlangsamung des Blutstromes. Sie sind als Symptom einer Grundkrankheit anzusehen.

Zu vermeiden ist:
im *Sitzen:* das Übereinanderschlagen der Beine;
im *Stehen:* Verlagern des Körpergewichtes auf nur ein Bein oder langes Stehen überhaupt. Auch das Tragen von Schuhen mit hohen Absätzen ist nicht günstig.

Einen wesentlichen Anteil beim Rücktransport des venösen Blutes übernehmen die M u s k e l n bzw. die sog. M u s k e l p u m p e.

Durch die Muskelbewegung werden die Blutgefäße – die zwischen den Muskeln liegen – zusammengedrückt, und das sich in ihnen befindliche Blut hinauf und hinuntergepreßt. Dabei hilft noch ein weiterer Mechanismus mit, daß das hochgepumpte Blut nicht wieder zurückfließen kann, nämlich die Venenklappen, die man als Ventile bezeichnen könnte. Sie lassen das Blut nur in Herzrichtung durch. Die wichtigste Saugpumpe für den Rücktransport des venösen Blutes ist das Zwerchfell. Durch seine Muskelkontraktion kommt es im Bauchraum zu einem Überdruck und im Brustraum zu einem Unterdruck. Dadurch wird einerseits Luft in die Lungen und andererseits Blut in den Brustraum zum Herzen gesaugt. Diese Saugpumpe ist der ausschlaggebende Faktor für den Rücktransport des Blutes aus den Beinen zum Herzen.

Damit die Saug- und Druckpumpe „Zwerchfell" und die übrigen Pumpmechanismen optimal funktionieren, sollte der Organismus gesundheitlich nicht überfordert werden.

Mit täglicher Ausgleichsbewegung – durch Ismakogie – wird für die notwendige Aktivierung der Muskelpumpe gesorgt.

Kranke (siehe unter Bettlägerige).

Krankheit *ist nicht Schicksal! Denn was krank macht, ist auch heilsam* (Prof. F. Vonessen). Es liegt in den Händen jedes einzelnen, es nicht dazu kommen zu lassen bzw. ob man wieder gesund werden will.

Kreuz: Unterer Teil des Rückens und Teil der Wirbelsäule aus 5 verschmolzenen Wirbelknochen.

Kreuzschmerzen (siehe unter Wirbelsäule)

Kultur: Albert SCHWEITZER formulierte den Begriff Kultur folgendermaßen: *„Sie ist der geistige und materielle Fortschritt auf allen Gebieten, mit dem eine ethische Entwicklung der Menschen und der Menschheit einhergeht."*

Kummer (siehe unter Sorgen).

L

Langeweile: Die „leere" Zeit, wenn unser Intellekt nicht von äußeren Ereignissen und Beschäftigungen abgelenkt wird, bietet Gelegenheit, um in die Tiefe des eigenen Wesens zu dringen. Ismakogie zeigt uns den Weg!

Lärm (siehe auch Ohren): Dieser ist aus den verschiedensten Tönen und Geräuschen zusammengesetzt. Er wird seiner Lautstärke nach in „Dezibel" (= dB; früher Phon) gemessen.

Unsere Vorfahren konnten sich sicher nicht vorstellen, daß einmal Lärm zu den quälendsten Umwelteinflüssen gehören würde.

Lärm hat medizinisch gesehen verschiedene Auswirkungen im physischen wie auch im psychischen Bereich.

Durch konstante Lärmbeeinflußung (berufsbedingt) kann es zu einer Lärmschwerhörigkeit kommen. Unser Umweltlärm (Verkehr, Betriebe, Nachbarschaft) kann Schlafstörungen, physische und psychische Störungen auslösen.

Der Lärm wird nach dem Grad der Lärmstufe bewertet, die Schmerzschwelle liegt über 120 dB. Diese wird bei einem Flugzeugpropeller in 5 m Entfernung, Kanonenschuß am Geschütz sowie am Motorenprüfstand erreicht.

Laute Radiomusik, sehr verkehrsreiche Straßen erreichen z. B. eine Lärmstufe zwischen 80–85 dB! Ständiger Lärm belastet gesundheitlich, daher wäre Lärmsenkung auf jedem Gebiet Umweltschutz! Jeder von uns sollte dazu beitragen.

Leben: Leben bedeutet Gegensatz, ist Spannung. Freude und Schmerz, Dunkel und Licht bedingen einander, und man muß lernen, beide zu bejahen.

Lebensführung: Wir haben es nicht mit Krankheiten zu tun, sondern mit Fehlern in der Lebensführung. Schaffen wir diese ab, werden die Krankheiten von selbst verschwinden (A. WAERLAND).

Leibesöffnungen: Dem Sanskrit nach entsprechen sie den 10 Toren. (Siehe auch unter Gesicht [= Mund/Nase/Ohren] und Beckenboden-Verstopfung.)

Leistungssportler: Auch für ihn ist Ismakogie der Ausgleich, um Harmonie zwischen Körper, Seele und Geist zu erreichen.

Liebe (griech.: Agape; lat.: caritas): Im Christentum wird Gott als höchster Ausdruck der Liebe dargelegt. Auch in der Philosophie hat der Begriff Liebe eine zentrale Funktion. In verschiedenen Kulturepochen wurde sie in Liebesgöttern personifiziert (siehe auch Kap. 10 + 11).

Liegen: „Wie man sich bettet, so liegt man!", ist ein altes Sprichwort. Nachdem die Hälfte des Lebens im Bett zugebracht wird, sollte ein Bett, in dem sich der müde Körper wieder regenerieren kann, von großer Bedeutung sein. Außer einer körperfreundlichen Matratze und gut durchlüftetem Raum (auch im Winter) spielen Farben, Bettdecke und eine störungsfreie Raumatmosphäre eine wichtige Rolle.

Wodurch können Schlafstörungen verursacht werden: durch Erd- oder Wasserstrahlen, technische Geräte (Fernsehapparat,

Stereoanlage usw.), Grünpflanzen, Spiegel und Gärung der aufgenommenen Nahrung.

Übung beim Zu-Bett-gehen:
Rechte-Winkel-Bildung (2), kleines Kissen nur unter Hinterkopf, Fersen zur Körpermitte geführt. Zur Entlastung der Bandscheiben die Wirbelsäule – im Kreuzbereich – sanft gegen die Matratze federn.

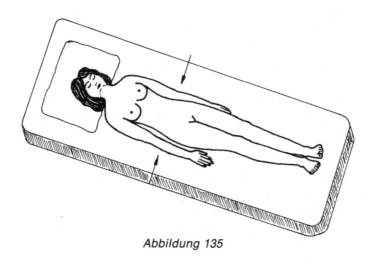

Abbildung 135

Übung zum Wachwerden:
Rechte-Winkel-Bildung wie abends durchführen, wobei bewußt gute Schulterführung unter Einbeziehung der Arme und langgestreckter Hände von Bedeutung ist. In dieser Lage „Längsstreckung" von der Ferse bis zum Nacken.

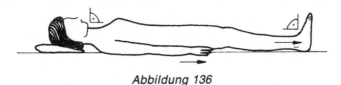

Abbildung 136

Lippen (siehe unter Gesicht).

Loslassen (nicht Entspannen): Loslassen kommt von lösen. Und lösen assoziiert man mit Erlösung.
Dieses *Loslassen* ist für uns alle noch ein gewaltiger Lernprozeß!
Es bedeutet:
- Loslassen von Erinnerungen (wir leben jetzt);
- Loslassen von Gegenständen (Sammler leben in der Vergangenheit);
- Loslassen vom Partner (jeder Mensch sollte frei bleiben im Geistigen);
- Loslassen des Kindes (nicht *mein* Kind, nicht *mein* Besitz!);
- Loslassen von materiellen Gütern (nicht erst wenn wir sterben);
- Loslassen von Sorgen (abends beim Einschlafen).

Dieses Loslassen können wir auch körperlich wahrnehmen als innere Lösung (nicht als Entspannung). Ist es nicht ein wunderbares körperliches Gefühl? Warum verkrampfen wir uns also geistig dermaßen?

Lymphdrainage: Sie bringt die Körperflüssigkeit (Bindegewebeflüssigkeit, Lymphe und Venenblut) zum Strömen, entfernt Schlacken aus dem Bindegewebe, behebt Stoffwechselstörungen im Interstitium (Zwischenraum), unterstützt den Abwehrmechanismus unseres Lymphsystems und bringt eine nervlich ausgeglichene Situation.

Lymphe: Bereits von den griech. Ärzten des Altertums war die enorme Aufgabe des Lymphsystems erkannt worden. Die Wichtigkeit der funktionsfähigen Lymphe und des damit verbundenen Energieflusses im menschlichen Körper erkannte in diesem Jahrhundert der Forscher A. CARRELL sowie Dr. VODDER.
Das Lymphsystem dient in unserem Körper als Transportsystem für die Versorgung der Zellen mit Nährstoffen. Ferner sorgt es für den Abtransport von Schlackenstoffen aus dem Stoffwechsel der Zellen. Darüberhinaus ist es als Immunsystem zur Abwehr von Schadstoffen in unserem Körper anzusehen.

M

Manager: *Er* findet durch Ismakogie seine Ruhe und Ausgeglichenheit wieder.

Materie (lat., abgeleitet von mater [= Mutter]): In vier Aggregatzuständen existierend, die den 4 klassischen Elementen entsprechen: Erde (fest), Wasser (flüssig), Feuer (plasmatisch), Luft (gasförmig).
Sie sind auch als 4 Trigone im Tierkreis enthalten und haben ihre Entsprechung in den 4 Temperamenten und Geschmäckern: Erde (melancholisch-sauer), Wasser (phlegmatisch-salzig), Feuer (cholerisch-bitter), Luft (sanguinisch-süß).

Medianebene: Sie teilt den menschlichen Körper in eine rechte und linke Hälfte.

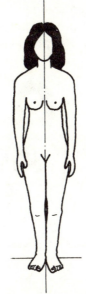

Abbildung 137

Meditation (Gedankenstille): Durch Gedankentraining, d. h. Loslassen aller Ängste, Furcht und Sorgen, gelangt man zur inneren Ruhe, die im Wort Meditation ihren Ausdruck findet.

Mensch: Der Mensch und sein Schicksal sind eins! Die Art, wie er das Schicksal meistert, offenbart sein innerstes Wesen.

Militär: Zur Körperertüchtigung – bei Fußbeschwerden (Senk-, Plattfuß) oder Wirbelsäulenüberforderung – ist Ismakogie auch für den für's Vaterland Dienenden denkbar günstig.

Mimische Muskulatur (siehe auch unter Gesicht): Die Form des menschlichen Gesichtes ist Ausdruck und Ergebnis der mimisch-muskulären und der dahinterstehenden geistigen Funktionen seines Trägers im Rahmen der genetischen Möglichkeiten.
Beide sind im Bereiche der Anlagen erziehungs- und entwicklungsfähig.

Mitte: Man sieht bisweilen bei Sitzenden die Beine übereinander gelegt und die Arme ineinander verflochten! Das gibt Stauungen von den Füßen zur Körpermitte, vom Kopf zur Körpermitte, die mimische Muskulatur miteinbezogen; das bedeutet: „Verlust der Mitte". Die Mitte mit ihren großen Muskeln ist als Energie- oder Kraftzentrale, die bis in die Peripherie reicht, anzusehen.

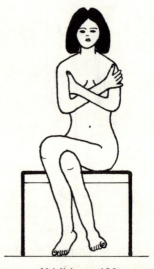

Abbildung 138

Wenn die Mitte blockiert ist, geht der muskuläre Zug durch die Muskelkette nicht durch, und die Übungen wirken nicht ganzheitlich.

Mund (siehe unter Gesicht).

Muskelarbeit (siehe auch Bindegewebe): Bei Aktivität der Muskeln entsteht Milchsäure. Diese muß, um den Muskel nicht ermüden zu lassen, an das Bindegewebe abgegeben werden. Ist dieses verstopft (= mit Säuren überladen), kommt es zur raschen Muskelermüdung.

Muskeln (siehe auch Bindegewebe): Die Muskulatur des Menschen ist in zwei Gruppen zu teilen:
A) Körper- oder Skelettmuskulatur
B) Gesichts- oder mimische Muskulatur
Ferner unterscheidet man zwischen *Beuger- und Streckermuskulatur.*
Die Symbolik der Ismakogie zeigt einen Muskel in Streck-, Beuge- und Ruhespannung. Kein Muskel unseres menschlichen Körpers kann ohne ständige Durchblutung arbeiten. Auch in der Ruhephase wird er durchblutet.

Die Muskeln des Bewegungsapparates sind „quergestreift" und unterliegen daher, im Gegensatz zur „glatten" Muskulatur, unserem Willen. Die Steuerung, d. h., daß wir sie bewußt einsetzen können, läuft über das Gehirn ab.

Die Muskeln besitzen die Fähigkeit, sich zusammenzuziehen – zu kontrahieren. Diese beruht auf einer chemischen Veränderung der Muskelsubstanz.

In enger Zusammenarbeit mit den Muskeln steht das Bindegewebe. Jeder Muskel wird von ihm umhüllt. Dieses Bindegewebe führt den Muskeln Gefäße und Nerven zu.

Die Elastizität des Bindegewebes bzw. der Muskeln hat einen veränderlichen Tonus. Stets arbeiten mehrere Muskeln zusammen. Sie bilden mit Knochen, Gelenken und Faszien eine Gliederkette (offene oder geschlossene) und formen somit Haltung und Gang.

Naturgesetzlich nutzt der Körper die Schwerkraft aus, um ökonomischer mit seiner Muskelkraft zu haushalten. Heben wir z. B. den Arm, erfolgt das Senken durch die Schwerkraft. Die Muskeln haben aber dabei die sehr wichtige Rolle, die Bewegungen grazilier, schwingender darzustellen. Jede Muskelbewegung beeinflußt – mehr oder weniger intensiv – die Durchblutung, fördert den

Stoffwechsel des Bindegewebes und wirkt günstig auf Knochen und Knochenmark.

Die Skelettmuskulatur umschließt den Körper wie ein Mieder. Sie besitzt – solange wir leben – einen zwar veränderlichen, aber andauernden Tonus.

Muskeln und Ernährung: Weisen bestimmte Muskeln eine anhaltende Schwäche auf, kann über die Nahrung spezifisch ausgeglichen werden.

Muskelspiel (körpereinheitliches): Beide Extremitätenpaare (Arme und Beine) führen ihre Hebelwirkung ab Bodenkontakt über die Mitte nach oben aus. Bei physiologisch richtiger Bewegung ruft die Aktion eines Beines gleichsinnig die des gleichseitigen Armes hervor. Jedesmal ist die Mitte beteiligt.

Übungen:

Ss: Gleichzeitig rechte Ferse und rechte Handferse abwärts ziehen, wobei Körperstamm aufwärts geführt wird.

Linke Ferse und linke Handferse vorschieben, rechts/links wechseln (Abb. 139).

St: Gleichgewichtsverlagerung nach rechts, linkes Bein hebt ab, linke Hand unten, rechte Hand zieht hinaus, und wechseln (Abb. 140).

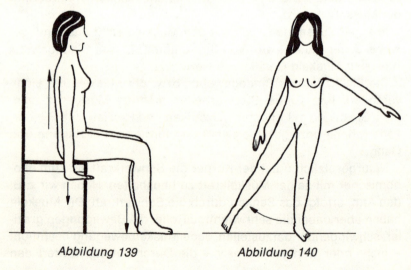

Abbildung 139   *Abbildung 140*

St: Gleichgewichtsverlagerung wie vorhin, Strohteller liegen auf beiden Händen, Hand und Fuß gleichzeitig hoch – seit, Hand und Fuß diagonal hoch – seit (Abb. 141).
Bs: Ferse und Handferse gleichzeitig rechts vorschieben, links vorschieben (Abb. 142).

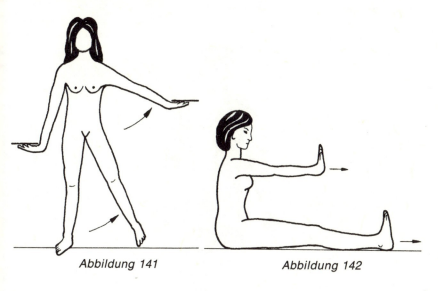

Abbildung 141   Abbildung 142

N

Nase (siehe auch Gesicht): Sie ist Anfang und Ende der Atmung! Bei Neigung zu *Nasenbluten* besteht ein Mineralstoffmangel. Für den akuten Fall folgender Tip: Legen Sie ein zerschnittenes Löschblatt oder Papiertaschentuch unter die Zunge. – Es wirkt! Wie? So vieles läßt sich wissenschaftlich nicht erklären.

Neid: Gedanken des Neides wirken wie Gedanken des Hasses u. v. a. negativ auf unsere Gesundheit bzw. auf den menschlichen Geist.

Nervensystem: Das Nervensystem verbindet das Gehirn mit der Wirbelsäule. Bei jedem der beweglichen Wirbel der Wirbelsäule führen zwei Nervenstränge, zu den jeweiligen Körperorganen führen (Abb. 143). Alle Organe im Körper sind daher von der richtigen Funktion der Nerven abhängig.

Da im Körper alles mit allem – wie auch bei den Muskeln – verbunden ist, können z. B. Schmerzen in der Hand eventuell durch eine Symptombehandlung nicht verschwinden, wenn die Ursache tiefgründiger liegt.

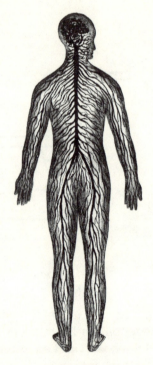

Abbildung 143

O

Oberschenkel und Hüfte: Oberschenkel und Hüfte weisen die leistungsfähigsten Muskelpartien des Körpers auf. Leider werden sie nicht immer voll eingesetzt und sind darum bevorzugte Stellen zum Fettansatz.

Werden die Muskeln kontinuierlich betätigt, wird Fett abgebaut.

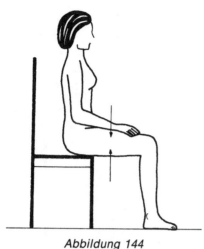

Oberschenkel:
Ss: Im Sitzen mit den Oberschenkeln gehen (gedanklich).

Hände auf die Oberschenkel legen und diese so hoch heben, daß die Hände übers Knie rutschen.

Hand auf Oberschenkelmitte, Kontakt behalten, wechselfedern.

Abbildung 144

Ss (Schrittstellung):
Die Ferse des einen Fußes (Standbein, re Winkel) zur Großzehe des anderen. Das Gewicht auf den vorderen Fuß verlegen, versuchen aufzustehen (nicht Knie nach vorne, sondern „hoch" denken). Fußwechsel.

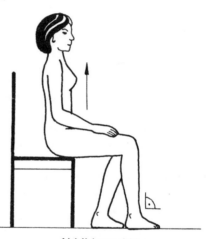

Abbildung 145

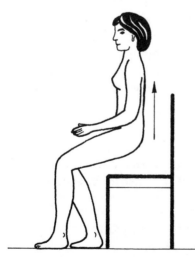

Ss: Ist das Gleichgewicht gefunden, langsam aus dem Oberschenkel mit intensivem Bodenkontakt aufstehen. Becken vorne mitaufgerichtet.

Abbildung 146

Anschließend mit dem rückwärtigen Bein den Sessel ertasten, aufrecht, ohne Hinausschieben des Gesäßes niedersetzen (Abb. 147).

St: Im Stand gehen, Oberschenkel hebt den Unterschenkel bis ein rechter Winkel entsteht. Fuß mit leicht nach innen gedrehter Ferse aufsetzen.
Vier Schritte vorgehen, (Linien gehen), macht Oberschenkel schlank.

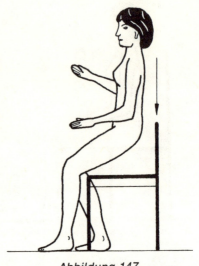

Abbildung 147

Obstipation (siehe unter Verstopfung).

Ohren (siehe unter Lärm): Die Bewegung der Kiefergelenke beim Kauen, Sprechen, Singen und Gähnen ist für die Ohren genau so wichtig wie für die mimische Muskulatur im allgemeinen. Die Ohren sollten sich beim Gesunden dem Kopf schön anschmiegen.
Töne entstehen durch in Schwingung gebrachte Luft!
Daraus kann eine Ü b u n g abgeleitet werden: „Ohrenspitzen", auf gewisse Geräusche konzentrieren, linkes – rechtes Ohr im Wechsel. Wunderschön läßt sich diese Übung bei einem schönen Spaziergang in der Natur miteinbeziehen; ebenso aber im Konzert und, wie alle Übungen in der Ismakogie, jederzeit und überall!

Übung:
Durch verbalen Ausdruck der Buchstaben TA und N läßt sich eine weitere wirksame Übung ableiten.
Ss: Beim Buchstaben N bei gutem Bodenkontakt hochziehen (= Pharaonensitz, Streckphase), beim „Loslassen" bzw. Absinken tritt durch „TA" eine Breitspannung ein.

Ohrmuschel-Akupunktur (Auriculo-Akupunktur) wurde vor 30 Jahren durch den französischen Arzt Dr. Nogier erforscht.

Resultierend auf wissenschaftlichen Erkenntnissen der Ohrakupunktur, ist es von äußerster Wichtigkeit, täglich die Ohren in die Schönheitspflege miteinzubeziehen. Wie geschieht dieses? Nach dem Waschen sind tunlichst täglich die Ohren, beginnend am Ohrläppchen – das der Kopfzone des Menschen entspricht – einzucremen bzw. sanft zu massieren. Dadurch wird eine kontinuierliche Einflußmöglichkeit auf Schönheit und Wohlbefinden erreicht.

Ökonomie des Körpers: Sei sparsam mit Deinen Kräften! Lerne, die emotionelle, geistige und physische Kräftevergeudung, wie sie im täglichen Leben stattfindet, zu meistern.

Ordnung (griech.: Kosmos): Das Bestreben der gesamten Natur, mit einem Ziel, „die beste aller möglichen Welten hervorzubringen" (LEIBNIZ), deren kleines Abbild der Mikrokosmos (Mensch) ist.

Orgasmus (siehe Kapitel 11: Dein Auftrag des Schöpfers ist es, Frau zu sein).

P

Pannikulose (siehe unter Cellulite).

Pantomime: Läßt sich durch das Bewußtwerden und Freiwerden des Körpers durch Ismakogie leichter erlernen.

Peristaltik (siehe unter Verstopfung).

Persönlichkeit (von „per-sonare" = durchtönen): Durch die Materie des menschlichen Körpers tönt das Instrument der Seele, und zwar umso stärker, je bewußter sich diese Seele entfaltet. Die Entwicklung des materiellen Körpers allein zu einem sogenannten Muskelprotz bildet noch keine Persönlichkeit aus.

Persönlichkeitsentfaltung: Sind alle bisherigen Übungen intensivst und bewußt betrieben worden, so müßten die Grundprinzipien der Ismakogie bereits in den Alltag übernommen sein. Ismakogie ist darauf aufgebaut, daß nicht einmal täglich oder wöchentlich Übungen durchgeführt werden, die übrige Zeit aber die Muskeln in ihrer Inaktivität versinken, sondern die Übungen, bis zum Alltagseinsatz zurückgeführt, sollen dem Körper wieder seine physiologisch richtige Ordnung und Aktivität geben.

In dem Augenblick, in dem das Fehlen der Schwingung oder eine Fehlhaltung bewußt wird, kann man kaum sichtbar, aber umso wirksamer korrigieren. In Kürze ist das Gleichgewicht des Körpers hergestellt und die Wirkung sichtbar und vor allem fühlbar.

Denn Fühlen und Denken sind wichtige Komponenten der Ismakogie. Nicht nur der aktive Leib, sondern auch das Geistes- und Seelenleben müssen in der Ismakogie größte Aufmerksamkeit finden. Der Körper als Einheit muß den Satz „Mens sana in corpore sano", der vollständig „Orandum est, ut sit mens sana in corpore sano" (Es ist zu beten, daß in einem gesunden Körper ein gesunder Geist sei) heißt, jederzeit berücksichtigen.

Wer den leiblichen Lebenseinsatz mitfühlt und -denkt, erfährt sich selbst als Einheit und zugleich als Teil in der Einheit der für ihn erkennbaren Welt. Sich finden heißt, seinen Platz erkennen und diesen auf andere beziehen.

Die schönsten Übungen der Ismakogie können daher erst voll genützt werden, wenn schon etwas des Gedankengutes und der körperlichen Fähigkeiten eingesetzt werden kann. Sie sind, neben der ganzkörperlichen Bewegung, höchste Konzentration auf das „Sich-finden", sich besinnen auf das: ICH BIN!

Philosophie (griech.): Wissenschaft, die die Welt und die Stellung des Menschen in ihr zu erkennen sucht.

Plattfüße (siehe unter Gelenke, Beine, Füße, Senk-, Spreizfuß).

Polarity: Eine Bewegungslehre, die von Dr. Randolph STONE entwickelt wurde.

Dabei werden u. a. neutrale, ausgleichende Haltungen und Stellungen, die uns an die unbewußt erlebte Zeit im gebärenden

Schoß der Mutter erinnern, eingenommen. Sie dient zur Überwindung von Energieblockaden, schafft Harmonie im körperlich-seelisch-geistigen Bereich.

Politiker: Auch Politiker können durch die Übungen der Ismakogie zu einer besseren Körperführung gelangen, ihre Muskeln ökonomisch einsetzen und mehr Ausstrahlung erlangen.

Positives Denken: Grundlage, um unseren psychischen und physischen Körper gesund und in Harmonie zu erhalten, ist unsere Gedankenhaltung. Wenn wir nur erfüllt sind von Haß, Neid, Besitzgier, Zorn usw., kehrt auch nichts Gutes zu uns zurück.
„*Denn was Du säst, wirst Du auch ernten!*" Wenn nicht gleich, dann eben später! Dieses sollten wir uns stets vor Augen halten.
Durch Güte, Liebe, friedliche und fröhliche Gedanken wird um uns herum plötzlich eine wunderbare Wandlung vor sich gehen. Statt Menschen zu hassen, sollten wir ihnen gute, liebevolle Gedanken schicken.

Pronation (lat.) = vornüber geneigt.

Pronator = der Neiger, der Einwärtsdreher.

R

Rehabilitation/Rekonvaleszenz: Auch bei Wiederherstellung des ursprünglichen Gesundheitszustandes führen Ismakogieübungen schneller zum gewünschten Ziel. Denn in der Ismakogie heißt es: „*Ja, ich kann – denn ich will*". Gott gibt jedem von uns die Kraft, die wir brauchen, man muß sich selbst vertrauen und glauben! Wir dürfen uns auch nicht aufgeben und denken: Herr, Dein Wille geschehe!, sondern festhalten an dem Gedanken: „*Der Dich erhält, wie es Dir selbst gefällt!*"

Reinkarnation (lat. = Wiedereinkörperung der Seele): Die Bibel ist voller Gleichnisse und Symbolik. Doch der Weg muß von jedem Menschen selbst gefunden werden.

Vielleicht helfen so manchem J. W. v. GOETHES Worte hiebei: "Und so lang du das nicht hast, dieses: Stirb und werde! Bist Du nur ein trüber Gast auf der dunklen Erde."

Religion: Niemand sollte die Religion eines anderen verachten oder auf ihn herabsehen. Im Suchen nach ewigen Werten, nach geistigem Licht und Erleben, in ihrer Ehrfurcht vor der göttlichen Schöpferkraft sucht jede Religion denselben Gott und betet Ihn ihren Voraussetzungen gemäß an.
Das einzige, worauf es ankommt, ist die Tiefe und Echtheit des Gefühls.

Rheuma: Die verschiedenen rheumatischen Erkrankungen (Gelenks-Knochen-Weichteilrheuma) sind eine Geisel der Menschheit geworden.

Zu vermeiden sind:
– Kälte (kalte Füße, kaltes Wasser, ungeheizte Räume),
– zu leichte und synthetische Kleidung,
– Infektionskrankheiten,
– körperliche Überanstrengung,
– Vergiftung durch Genußmittel.

Achten auf:
– Entschlackung des Körpers (unter geschulter ärztl. Hand),
– ausgeglichene Nahrung (Säure-Basenspender),
– Bewegung – sanfte Bewegung –, wie Ismakogie sie darstellt. Keine der ismakog. Übungen kann Schaden anrichten.

Rotation (lat.): Drehbewegung des Körpers oder eines Gliedes um die feste Achse.

Rücken: Was wäre der schöne, ästhetische weibliche Körper ohne schmalen Rücken?
Durch ganzkörperlich richtige Haltung gelangt jeder, der will, mit Hilfe der Ismakogie dazu.

Rückenbeschwerden: Jeder zweite hat Kreuzschmerzen! Immer mehr beginnen jüngere Menschen daran zu leiden, Frühpensionierungen steigen, die Medizin ist eigentlich hilflos. Was sind die Ursachen von Rückenschmerzen? In erster Linie Schädigungen der Bandscheiben, Schädigungen der elastischen Teile der Wirbelsäule.

Wie kommt es zur Schädigung und Deformation von Bandscheiben? Unter dauerndem Druck durch falsche Körperführung können sich die Bandscheiben nie regenerieren.

Wieso hat es das – in diesem Ausmaß – früher nicht gegeben? Weil die heute übliche Kost den Körper übersäuert bzw. mineralstoff-, vitamin- und ballaststoffarm ist (Weißmehl, Industriezucker). So wird der Bedarf an Vitalstoffen nicht gedeckt, der Körper benötigt diese Stoffe aber für seinen Stoffwechsel. So muß er Kalk aus den Knochen (Wirbelsäule) entziehen, auch die Zähne sind ein Spiegel, sie sind bei Vitalstoffmangel genauso geschädigt wie die Wirbelsäule.

Auch aus dieser Sicht ist zu erkennen, wie wichtig neben guter Körperführung eine ausgewogene Vollwerternährung für unseren Stützapparat ist. Muskeln, die wir nicht oder einseitig aktivieren, verkümmern bald bzw. werden überfordert. Zu achten wäre daher auf physiologisch richtiges Sitzen (4 rechte Winkel); so entlastet man am Tage die Wirbelsäule am besten. Beim Gehen und Stehen ist besonders auf die Höhe der Absätze zu achten!

S

Seelenleben: Das Seelenleben kann über ein geordnetes Körperbewußtsein sehr positiv beeinflußt werden. Seele, Geist und Körper sollten eine Harmonie bilden.

Die sog. psychosomatischen Erkrankungen sind im Steigen begriffen. Krankheit ist ein physischer Ausdruck einer geistig-seelischen Disharmonie. Wir sollten uns Zeit nehmen für eine abendliche Rückschau auf das Tagesgeschehen und täglich mit einer morgendlichen Vorschau beginnen.

Seiltanzen (Schlankmachendes Gehen): Bewußtes Gehen auf einer gedachten Linie wie auf einem Seil, das fördert schlanke

Oberschenkel und schmale Hüften. Der Fuß erhält dabei aus der Hüfte heraus seine Bewegungsimpulse und die Schrittlänge und setzt fersenschmal auf.

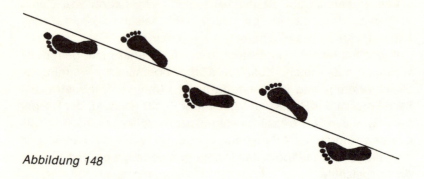

Abbildung 148

Selbstbewußtsein: Das bisherige, noch etwas nüchterne Üben der unterschiedlichen muskulären Bewegungen wird immer innerkörperlicher und dadurch erlebnisreicher. Der durchgehende Zug zur optimalen Höhe, der Gegenzug, die rhythmische Schwingung, dies alles kann schon mit leise lächelndem Gesicht, ohne sichtbaren Bewegungseffekt ablaufen. Ist einmal dieses sichtbare oder unsichtbare, positiver Stimmung gerecht werdende Strömen durch den Körper in das Bewußtsein gedrungen, dann läßt es den Übenden nie mehr los. Dann werden die beeinflußbaren Muskeln nie mehr vernachlässigt.

Einerseits wird durch konsequente Übungen der an sich unbewußt ablaufende muskuläre Leistungszug (das „Geschehenlassen") zurückgewonnen, andererseits kann und wird man weiterhin üben. Mehr denn je, ganz bewußt, sich häufig auch kontrollieren und auch korrigieren lassen, denn man hat sein Selbstbewußtsein wieder und ist dankbar für eine gute Kritik.

Selbstbewußt durch Ismakogie = Ein Weg zu sich selbst:
Ich soll und will mein ganzes Ich entfalten, denn ich kann es.
Ich soll und will mich gesund erhalten, meine menschliche Schönheit gut verwalten, denn ich kann es.
Ich soll und will mir mein Mensch-Sein bewußt machen, es verstehen, prüfen, fördern, denn ich kann es.

Ich soll und will über die beeinflußbaren Muskeln meinen Körper, meinen Geist, mein Seelenleben harmonisieren, denn ich kann es.

Ich soll und will das Ineinandergreifen dieser Muskeln in mir selbst erleben, verstehen und lenken lernen, denn ich kann es.

Ich soll und will auf natürlich-guten Bodenkontakt achten und auf jede andere Art der Kontaktnahme mit der Umwelt, denn ich kann es.

Ich soll und will das Bewegungsspiel zwischen allen Beuge- und Streckmuskeln und die Ruhespannung in mir erfahren, denn ich kann es.

Ich soll und will meine Kräfte, Fähigkeiten und Möglichkeiten, in stiller Freude, mit Energie und Ausdauer, in meiner Entwicklung einsetzen, denn ich kann es.

Ich soll und will mein Leben denkend wahrnehmen, mich durch Selbstbeobachtung und durch Beobachtung anderer korrigieren lernen, denn ich kann es.

Ja, ich soll und will meine Einmaligkeit, meine Persönlichkeit mit-gestalten, mich anlagegerecht entwickeln, denn ich kann es – durch ISMAKOGIE!

Senk-, Spreizfuß (siehe Beine und Füße, Gelenke sowie Bindegewebe): Durch Bindegewebsschwäche bzw. bei inaktiven Fußmuskeln sinkt der Muskeltonus des Fußgewölbes. Daher kann nicht genug auf die Wichtigkeit der muskulären Aktivierung der Füße hingewiesen werden. Alle ismakogenen Übungen beginnen mit der Aktivierung der Fußmuskulatur!

Längsgewölbe des Fußes: Dieses wird vom Skelett gebildet und von Gelenkskapseln, Bändern, Sehnen und Muskeln zusammengehalten (Abb. 149).

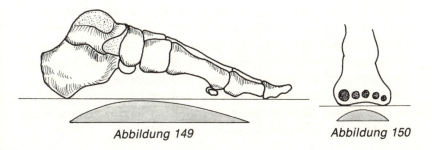

Abbildung 149 *Abbildung 150*

Quergewölbe: Es wird ebenfalls vom Skelett gebildet und liegt im Bereich der Zehengrundgelenke (Abb. 150).

Sinn des Lebens: Unser Dasein muß von uns selbst in jeder Hinsicht zum Besten gefördert werden. Dies ist so lange erforderlich, bis wir unser Schicksal, das durch Naturgesetze von uns selbst bestimmt wurde, begreifen und danach handeln.

Sinnesorgane: Sämtliche Sinnesorgane werden durch Übungen der Ismakogie aktiviert (siehe auch unter Augen, Hypophyse, Haut, Mund, Nase, Ohren).

Sitzen: Immer wird es günstig sein, sich daran zu erinnern: Wie groß bin ich? (z. B. im Sitzen = Pharaonensitz).

Sorgen: Ständige Sorgen können den Gesundheitszustand des Menschen sehr stark beeinflussen. Was beunruhigt Sie denn so? Ismakogie lehrt: Ja ich kann, denn ich will!

Supination (lat.): Auswärtsdrehung der Hand (Unterarm).

Sch

Schauspieler, Sänger: Die Persönlichkeit des Menschen kann durch Ismakogie entwickelt bzw. gefestigt werden. Dadurch gewinnt er an Ausstrahlung und besserer Aussagekraft. Er wird freier, sympathischer, beliebter.

Schicksal: Bei sog. Schicksalsschlägen, wie Unglücksfällen in den verschiedenen Formen (Unfall, berufliche Probleme, finanzielle Verluste, Partnerprobleme, Todesfälle usw.), taucht ungewollt die Frage auf: „Warum gerade ich?" Hier sind GOETHES Worte ein mahnendes Beispiel: *„Die Natur versteht keinen Spaß, sie ist immer wahr, immer ernst, immer streng, sie hat immer recht, und die Fehler und Irrtümer sind immer des Menschen".*
 Hadern Sie daher nicht mit Ihrem Schicksal, sondern versuchen Sie aus diesen Botschaften zu lernen, um daraus zu erkennen, was Sie falsch gemacht haben.

Schilddrüse (siehe unter Hypophyse).

Schlaf: Der Lebensrhythmus umfaßt den völligen Ruhezustand des Organismus, besonders des Nervensystems, den wir in Form des Schlafens kennen. Der unsere Gesundheit fördernde Schlaf ist der vor Mitternacht! Wie in vielen Belangen, läßt sich auch hier die Natur nicht vergewaltigen. Langes Schlafen am Morgen bzw. tagsüber, z. B. berufsbedingt, bringt nicht den erforderlichen Ausgleich.
In den sog. REM-Phasen (Rapid Eye Movements = schnelle Augenbewegungen) während des Schlafens läuft eine Reihe nichtbewältigter Probleme in Form von Träumen ab.

Schlaflosigkeit: Falsche Lebensführung – reichliches Abendessen, das zur Nachtzeit in Gärung oder Fäulnis übergeht, zu wenig Sauerstoff, Angst, Furcht, Sorgen, um nur eine kleine Zahl an Möglichkeiten aufzuzählen – kann den erforderlichen Schlaf negativ beeinflussen.

Schlankheit: Es ist ein leicht zu erfassendes Gesetz der Natur: Schlankspannung = Vorderfüße, wenn auch kaum erkennbar, etwas auseinanderstrebend, die Fersen nahe der Körpermitte, die Knie auseinander, dadurch ist die Körpermitte schmal und fest, die Schultern ventral auseinandergeführt heben die Brust, und der Rücken wirkt jung und schmal, der Kopf bzw. das Gesicht ist gefestigt und über den langen Nacken in den rechten Winkel geführt, wodurch Kinn und Stirne etwa in der gleichen Ebene sind.
Das Naturgesetz sorgt dafür, daß in der Beugephase genau das Umgekehrte eintritt.

Schlankheitskuren: Im ständigen Bestreben schlank zu sein, werden so viele Maßnahmen ergriffen, die vielleicht für kurze Zeit Erfolg bringen, oft aber negative Nachwirkungen haben.
Man sollte beim Abnehmen immer daran denken, daß alles, was aus dem Körper ausgeschieden werden soll, sich nicht in Luft auflösen kann bzw. das Fett nicht wegschmilzt, sondern auf dem Weg über die Nieren ausgeschieden wird.

Die Nieren sind daher bei jeder Schlankheitskur extrem belastet. Daher ist darauf zu achten, möglichst viel Flüssigkeit zu sich zu nehmen. Es ist eine irrige Ansicht, daß Wasser dick macht. 1,5 l in Form von Leitungs-, Mineralwasser oder kurz überbrühtem Kräutertee täglich wären empfehlenswert.

Schlank-Breitspannung: Im rhythmischen Wechsel ist die Schlank-Breitspannung eine ganzkörperliche Übung. Sie läuft wiederum zu den Atmungs- u. Bewegungswellen konform.

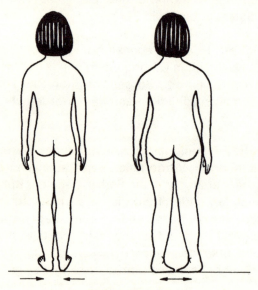

Abbildung 151

Übung:
St: Fersenschluß oder Grätsche (Abb. 151).
Fersen hinaus/zusammen im Wechsel = breit-schmal.
Rücken breit – Busen unten – Gesäß breit = Breitspannung (bei auswärts geführten Fersen).
Rücken schmal – Busen oben – Gesäß schmal = Schlankspannung (bei zur Körpermitte führenden Fersen).

Abb. 152:
Bodenkontakt – Fersen zueinander – lange Oberschenkel – Bauch weg.
Kein Bodenkontakt – Fersen auseinander – kurze Oberschenkel – Bauch breit.

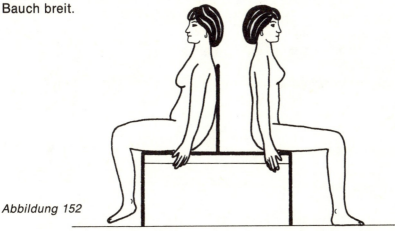

Abbildung 152

St: Leichte Grätsche, Fersen, Gesäß und Schulterblätter zueinander denken. Hände dabei nach oben drehen (Abb. 153).
Wechsel zu Fersen, Gesäß, Schulterblätter auseinander, Hände nach unten.

Fersen auseinander – Ballettstand
breit – schmal
Handfläche unten – Handfläche oben

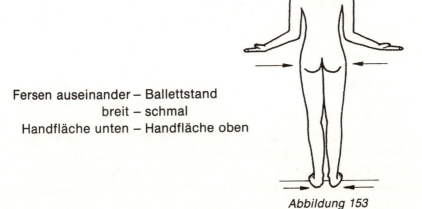

Abbildung 153

Ferse eines Beines steht vor den Zehen des anderen. Re/li.
Knie auseinanderdrängen, Fersen zur Mitte.
Wechseln der Beine.

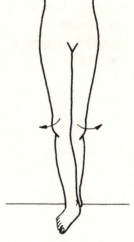

Abbildung 154

Schmerz: Jeder Schmerz und alle Entbehrungen haben eine besondere Botschaft an uns. Oft versteht man den Sinn nicht, doch jeder sollte geduldig und zuversichtlich warten können, bis er reif ist, die Botschaft aufzunehmen.

Schönheit:
Schönheit erhebt jeden gesunden Geist auf himmlische Sphären; sie mit bloßer Sinnlichkeit zu verwechseln ist armseelig.

MICHELANGELO

Schönheitspflege: Dazu zitiert Frau Prof. Anne SEIDEL wie folgt: *Wir suchen die Schönheit, die Kraft, Harmonie – und finden den Weg durch Ismakogie.*

Zielsetzung der Ismakogie ist das lebenslange naturgesetzliche Aufrechthalten der im Menschen angelegten muskulären Arbeitsordnung. Das bedeutet das funktionsgerechte, physiologisch ideale Ineinanderwirken a l l e r beeinflußbaren quergestreiften Muskeln.

Im Bedarfsfalle die Rückführung zur erkennbaren und nachvollziehbaren muskulären Anschlußordnung, zur Dauer-Balance, die dem zweibeinig aufgerichtet lebenden Menschen vorgegeben ist, zur naturgesetzlichen Schwingungsrhythmik zwischen Beuge- und Streckmuskelaktionen, zu aktiver Gesundheits- und Schönheitspflege.

Schuhe (siehe auch unter Beine und Füße): *„Frau Professor, welche Absatzhöhe ist gesund?"* – wird in Seminaren von Frau Prof. SEIDEL oft gefragt.
„Wenn wir Absätze brauchten, hätte uns der liebe Gott sicher welche mitgegeben. Da dies nicht der Fall ist, können wir nicht alle mit Fußdeformationen zur Welt gekommen sein", ist ihre Antwort auf diese Frage.

Schüler, Studenten: Während eines langen Schultages oder beim Studieren wird man durch gute Körperführung beim Sitzen weniger schnell ermüden. Zwischendurch immer wieder ein paar Übungen einsetzen, die die Muskelpumpe in Bewegung bringen, um das venöse kohlensäure-überladene Blut wieder zum Herzen zurückzuführen.

Schultergürtel (siehe Arme und Hände): Die Schulterblätter sollten beim gesunden Menschen symmetrisch und gleich weit von der Wirbelsäule entfernt sein und den Rippen gut anliegen.

Schwerpunkt: Auch Massenmittelpunkt des Körpers genannt. Bei aufrechter Haltung (siehe Rechte-Winkel-Bildung) liegt der Schwerpunkt des Körpers in Höhe des 1.–2. Kreuzbeinwirbels. Hier überschneiden sich auch Frontal- und Medianebene.

Schwimmen: Im Wasser verhalten wir uns naturgemäß muskulär richtig. Die Schwimmbewegung gilt auch im Trockenen als richtige Körperführung für Arme und Beine – der Körper wird energiesparend geführt.
Bei Arbeiten mit der rechten Hand sollten Sie darauf achten, daß diese im Uhrzeigersinn ausgeführt werden, z. B. Geschirrspü-

len, Fenster-, Auto- oder Staubwischen. Mit der linken Hand ist naturgemäß die Richtung entgegengesetzt. Der Rechtshänder sollte, sooft es geht, die linke Hand zum Arbeiten verwenden, bzw. sollte umgekehrt vom Linkshänder auch die rechte Hand eingesetzt werden.

Schwingen ist ein dosiertes Beugen und Strecken.

Schwingungsübungen:

St: Bei aufrechter Haltung und gutem Bodenkontakt führen die Füße – rechter Vorfuß über beide Bodenkontaktpunkte nach außen gehend – Achterschleifen durch, wobei der Körper in ein Vor-, Seit- und Rück-Schwingen gebracht wird.

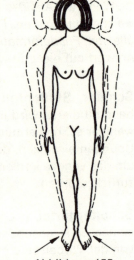

Abbildung 155

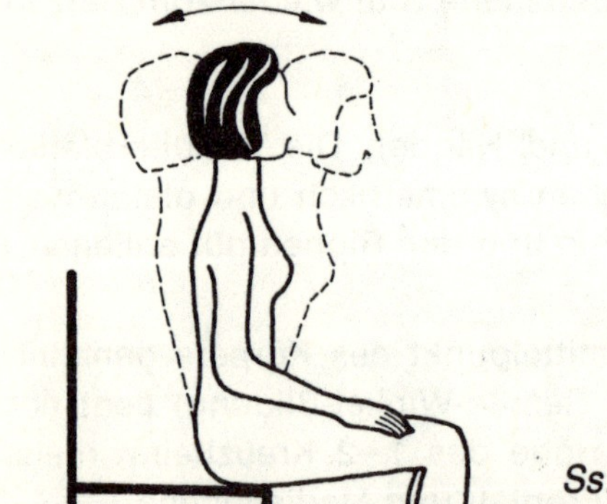

Ss: Vor- und Zurückschwingen über den Sitzknorren.
Re/li Schwingen aus dem Hüftgelenk.

Abbildung 156

St: Beine parallel, Vorfüße tendieren in Streckphase immer auseinander.

Die große Zehe dirigiert durch Heben die Schwingung.
Großer Zehenballen bleibt mit dem Boden verbunden (Abb. 157).

Ausgangsstellung wie die vorhergehende Übung.
Schwingung durch Gewichtsverlagerung zwischen Ballen und Fersen (Abb. 158).

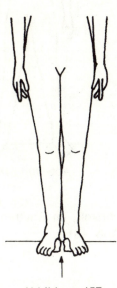

Abbildung 157   Abbildung 158

Schrittstellung. Linie vor dem Körper denken, auf dieser 2 Schritte vorgehen, einen zurück, mit Gewichtsverlagerung (Abb. 159).

Kleine Grätsche (Abb. 160). Gewichtsverlagerung durch Abrollen:

Rechter Fuß, Fußaußenrand –
linker Fuß, Fußinnenrand.
Wechsel:
linker Fuß, Fußaußenrand –
rechter Fuß, Fußinnenrand.

Körper schwingt
wie Halm
im Wind

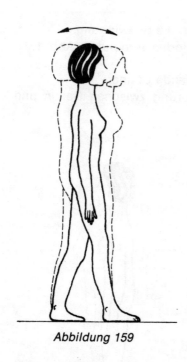
Abbildung 159

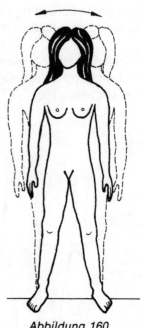
Abbildung 160

Bs: Im Langsitz (Fuß–Bein rechter Winkel), im Rhythmus aus Kniegelenk re/li schwingen, pendeln! (Abb. 161)

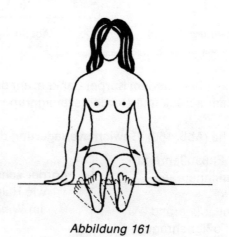
Abbildung 161

St

Stehen: Beim freien Stehen taucht eine weitere Schwierigkeit auf: Was tun mit Armen und Händen? Wir haben es uns, ob Mann oder Frau, zur Gewohnheit gemacht, sie in Hosen- oder Rocktaschen zu vergraben, sie vor der Brust zu kreuzen oder am Rücken zu verschränken. Bei gut durchströmtem Körper sind Arme und Hände locker in Nähe des Körpers vorzufinden.

In ruhigem, nicht fixiertem Aufrechtstand kann sich jeder Mensch ganzkörperlich in Schwingung bringen, wenn er – nicht mehr und nicht weniger – die beiden Großzehen hochzieht und wieder senkt; diesen Vorgang rhythmisch wiederholen (2- bis 8mal). Die Großzehenballen müssen bei dieser Übung festen Bodenkontakt aufrecht erhalten! – Sobald sich die Großzehen in ihrer Aufrichtung fixieren, hört das Schwingen auf! Ismakogie sagt: *„Wenn die große Zehe will, steht der ganze Körper still!"* Immer wieder daran denken: Wie groß bin ich im Stehen?

Stille: Man muß lernen, still zu sein und nach „Innen" zu lauschen. In demütiger Bereitschaft dabei verharren, bis die Stille anfängt, mit uns zu reden; bis sie tiefe Wahrheiten entschleiert, die nur sie offenbaren kann.

Stimme: Bei schlechter Körperhaltung – speziell im Sitzen – strengt man sich beim Sprechen viel mehr an als im körpergerechten Sitzen, wobei die Atmung nicht blockiert wird.

Bei gereizten, nervösen, unausgeglichenen Menschen kann die Stimme überdies in eine sehr hohe Tonlage fallen, was äußerst unangenehm klingen kann (hysterischer Tonfall).

T

Tanz: Die Geburt des Tanzes vollzieht sich in jedem Menschen über die freie, naturgerechte und individuelle Bewegungsrhythmik.

Ismakogie macht den reduzierten Instinkt wieder lebendig, spielt die Eigenrhythmik wieder frei.

Tellerübungen:

St: Strohteller flach auf der Hand liegend hochwerfen. Re/li. Mit zwei Tellern dieselbe Übung (Abb. 162).

Teller von rechts nach links werfen. Später beide gleichzeitig (Abb. 163).

Teller waagrecht hochwerfen und senkrecht fangen (Abb. 164).

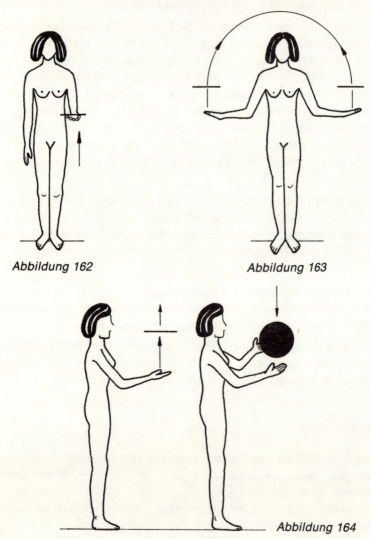

Abbildung 162

Abbildung 163

Abbildung 164

Teller senkrecht hochwerfen und waagrecht fangen.

Teller auf die Fingerspitzen (ohne Daumen) legen. Buchstaben und Ziffern vor dem Körper zeichnen (Abb. 165).

Teller vor der Brust halten, Oberarme und Ellbogen seitlich hochziehen und senken (Abb. 166).

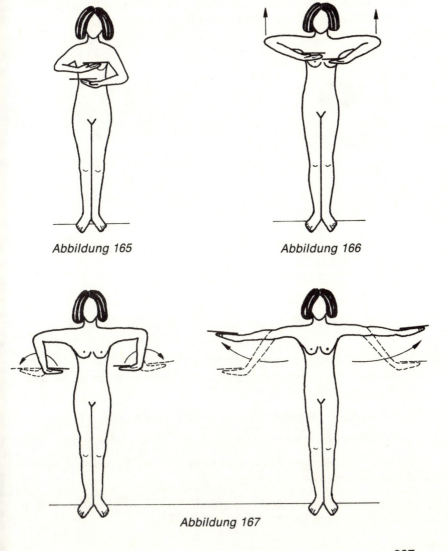

Abbildung 165

Abbildung 166

Abbildung 167

Teller vor der Brust halten, Oberarme und Ellbogen seitlich hochziehen, Teller nach hinten führen und über außen in weitem Bogen nach vorne führen. Hand drehen, zurückdrehen, Weg zurück (Abb. 167).

Teller vor der Brust aneinander vorbeikreisen. Körpernahe Hand von unten hinauf (Abb. 168).

Hände mit dem Handrücken zum Kopf. Kopfnahe Hand von hinten nach vor. Teller kreisen aneinander vorbei (Abb. 169).

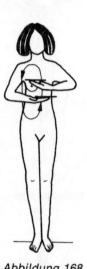

Abbildung 168

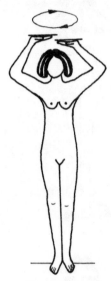

Abbildung 169

Hände in Kreuzbeingegend. Finger schauen zur Körpermitte. Teller kreisen aneinander vorbei. Körpernahe Hand von oben nach unten (Abb. 170).

Arme seitlich ausgestreckt nach hinten federn (Abb. 171).

Arme seitlich ausgestreckt, Kreise nach hinten (Abb. 172).

Eine Hand über dem Kopf, eine hinten in der Kreuzbeingegend. Teller auseinander ziehen (Abb. 173).

2 Partner stehen einander gegenüber. Sie werfen gleichzeitig einen Teller dem Gegenüber zu (Abb. 174).

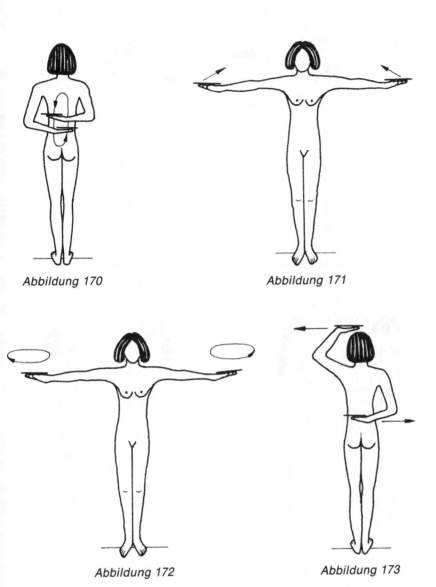

Abbildung 170

Abbildung 171

Abbildung 172

Abbildung 173

Partner stehen einander gegenüber und zeichnen ineinander Achterschleifen (Abb. 175).

Partner stehen einander gegenüber. Einer zeichnet den Achter senkrecht, der andere waagrecht (Abb. 176).

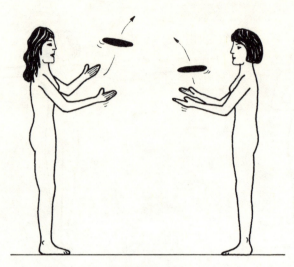

Abbildung 174

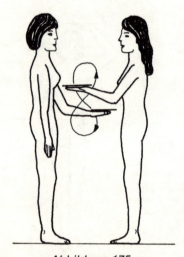

Abbildung 175

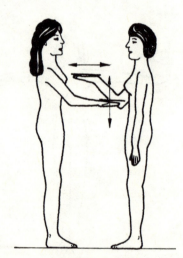

Abbildung 176

Beide Teller auf den Kopf legen und damit „schmal" gehen (Abb. 177).

Beide Teller an die Wand legen. Hinterhaupt anlehnen. Fingerspitzen berühren den Tellerrand. Ellbogen federn zur Wand (Abb. 178).

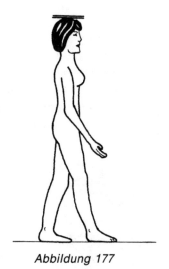
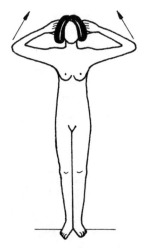

Abbildung 177   Abbildung 178

Tränensäcke: Tränensäcke und eine geschwollene Augenpartie speziell in der Früh haben ihre Ursache meist in einer Übersäuerung des Gewebes bzw. hängen sie oft mit einer Nierenüberlastung zusammen.

U

Überbein (siehe unter Hallux).

Unruhe: Wie schwer fällt uns Menschen das „Wartenkönnen!" Von den Kindern der Natur, den Blumen und den Bäumen, könnte man die geduldige Zuversicht lernen.

V

Verstopfung (Obstipation), Peristaltik: Naturgesetzlich hat jedes Gelenk seinen Gegenspieler. Bei richtiger Sitzhaltung tendieren die Zehen bei mehr oder weniger geschlossen gehaltenen Fersen leicht nach außen, daraus resultierend: Zehengelenke weit – Fersen schmal – Knie weit – Hüfte schmal – Schultergelenke weit (Rücken schmal) – Brust gehoben – festgehaltene Gesichtskonturen.

Will man aus dem Körper etwas „loslassen", im konkreten Fall Abfall od. Endprodukte des Stoffwechsels, muß die Sitzhaltung geändert werden. Daher müssen die Fersen nach außen geführt werden, die Zehen zeigen zueinander, beide Kniescheiben ebenfalls, die Körpermitte – das Becken – ist breit. Der Schließmuskel des Darmtraktes (Rectum) kann sich dadurch leichter öffnen, und auch bei hartem Stuhl bzw. Stuhlverstopfung ergeben sich weniger Probleme.

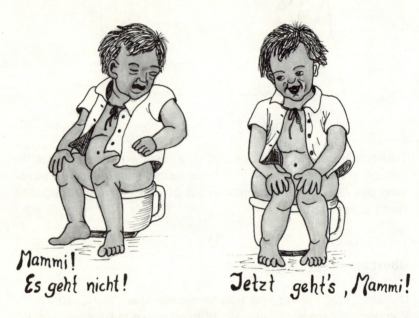

Mammi! Es geht nicht!   Jetzt geht's, Mammi!

Dieser „stuhlfördernden Sitzhaltung" kann, sowohl gedanklich als auch körperlich, nachgeholfen werden. Man hebt das rechte Bein etwas vom Boden an (Fuß zum Unterschenkel im rechten Winkel), und in rhythmischen Aufwärtsbewegungen des Beines wird der Kot im aufsteigenden Dickdarm weiterbefördert. Anschließend „schiebt" man ihn durch veränderte Beinführung in medialer (zur Körpermitte führender) Richtung mit kleinen, kreisenden Bewegungen gegen den Uhrzeigersinn in Richtung absteigenden Dickdarm. Ab dem linken Dickdarmabschnitt übernimmt das linke Bein die Führung. Linkes Bein etwas höher vom Boden anheben und durch rhythmische Bewegungen, die zum

Boden führen, den linken Darmabschnitt aktivieren. Durch diese einfachen Übungen konnte Ismakogie schon vielen Frauen (Männern), die an Obstipation leiden, helfen.

Vertrauen: Nicht nur Selbstvertrauen, sondern auch Vertrauen zum „anderen" sollte gepflegt werden. Eine echte Lebenshilfe ist auch das Vertrauen in die „höhere Macht".

W

Warten: Dieses bedeutet für den Menschen unseres Kulturkreises eine Katastrophe. Dabei könnte man die Zeit des Wartens – egal worauf immer – bestens mit sich selbst ausfüllen, denn Übungen der Ismakogie sind jederzeit, jedermann zugänglich.

Wassermannzeitalter: Ein astrologisches Zeitalter umfaßt 2100 Jahre. Das Zeichen des Wassermannzeitalters wird durch 2 Wellen ≈ symbolisiert. Diese bedeuten unbegrenzte Bewegung und Schwingung.

Ist es daher übertrieben, wenn die Behauptung von mir aufgestellt wurde, daß Ismakogie als die Bewegungslehre des neuen Zeitalters bewertet werden kann?

Wetterfühligkeit: Durch die wissenschaftliche Ausarbeitung von CURRY ist erwiesen, daß das Wetter auf den menschlichen Organismus sehr wohl einen Einfluß hat. Man unterscheidet den sog. Kalt- und den Warmtyp.

Wiedergeburt: Wernher von BRAUN sagt dazu folgendes: „Die Wissenschaft hat festgestellt, daß *nichts* spurlos verschwinden kann. Die Natur kennt keine Vernichtung, nur Verwandlung. Alles, was Wissenschaft mich lehrte, stärkt meinen Glauben an eine Fortdauer unserer geistigen Existenz über den Tod hinaus."

Wille: Bewußtes, auf das Erreichen eines bestimmten Zieles gerichtetes Streben des Individuums.

Wirbelsäule: Die Wirbelsäule – eines der größten Meisterwerke der Natur – ist ein Stütz- und Trageorgan und dient dem Schutz des Rückenmarkes. Sie besitzt ein phantastisches Bewegungssystem. Ihre Konstruktion ist so aufgebaut, daß sie Stöße aufnehmen kann, sich aber gleichzeitig, dank ihrer enormen Elastizität und Kraft, den verschiedensten Bewegungen des Menschen anzupassen imstande ist. Sie besteht aus 34 Wirbelkörpern. 24 davon sind beweglich (7 Hals-, 12 Brust- und 5 Lendenwirbel). Die 5 Kreuzbein- bzw. 4–5 Steißbeinwirbel sind verschmolzen.

Die 24 erstgenannten Wirbel sind mit 144 Gelenken, ca. 400 Ligamenten in Form von Sehnen und Bändern und mit zahlreichen Muskeln der autochthonen Rückenmuskulatur ausgerüstet. Dieses gigantische Zusammenspiel von Knochen, Muskeln, Sehnen und Bändern läßt die Bedeutung der Wirbelsäule erkennen.

Die Wirbelsäule stützt den Körper des Menschen und trägt den Kopf. Der erste Halswirbel (Atlas) – ein Knochenring ohne Wirbelkörper – trägt den Kopf. Der zweite (Epistropheus) hat einen nach oben gerichteten Zapfen, um den sich Atlas und Kopf drehen. In dem von den Wirbellöchern gebildeten Kanal verläuft das Rückenmark. Die Impulse strömen vom Gehirn über das Rückenmark in einem Leitungssystem bis in die Körperperipherie. Von dort werden sensible Wahrnehmungen über die Nervenbahnen wieder zurückgeleitet.

Da alle inneren Organe gleichsam an der Wirbelsäule aufgehängt sind wie mehr oder weniger volle Beutel, hängen vom Zustand und der Größe dieser Eingeweide die Haltung und die Figur des Menschen ab. Jede Entzündung im Bauchraum bewirkt eine Vergrößerung dieses Raumes, der oben vom Zwerchfell, hinten von der Wirbelsäule, unten von Kreuzbein und Becken und vorne von Bauchfell, Muskulatur und Haut begrenzt wird. Eine Vergrößerung kann daher nur nach oben, unten oder vorne erfolgen. Daraus ergeben sich folgende Veränderungen:

– Durch einen Zwerchfellhochstand ein Hochziehen des Brustkorbes, mit dem ihm unten anschließenden Zwerchfell. Dadurch Verplumpung des Brustkorbes, Verkürzung des Halses, Hemmung der Ausatmung, Emphysem, Herzverlagerung, sog. nervöse Herzbeschwerden.

- Durch Kippen des Beckens nach hinten. Dadurch Entenhaltung, starke Wölbung der Wirbelsäule, Quetschung der Zwischenwirbelscheiben und Abgleiten der Wirbel, Nervenquetschungen.

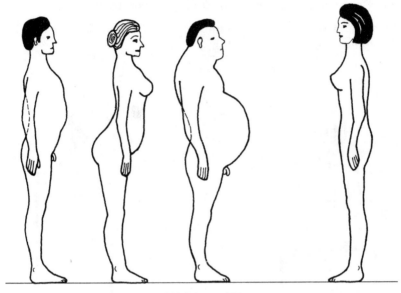

Abbildung 179

- Durch Vorwölbung des Bauches. Die dicken Bäuche sind nicht fett, sondern gebläht. Wenn Sie versuchen, an der Bauchhaut eine Falte hochzuheben, haben Sie die Fettschicht zwischen den Fingern. Was dann noch an Vorwölbung bleibt, sind gas- und kotgefüllte Darmschlingen als Folge einer Fehlverdauung.

Wirbelsäule, Bauchraum: Jeder hohe Absatz hat negative Auswirkungen auf die muskuläre Einheit (nicht nur am Fußgewölbe, sondern vor allem an der verschobenen Mitte, dem starken Hohlkreuz und dem krummen Rücken etc.).
Dem entgegen wirken:
1. Gutes Schuhwerk (ohne Absatz).

2. Fußgelenke, Hüftgelenke, Schultern in naturgesetzlicher gleicher Aufrichtung führen (3-Achsen).
3. Einseitige Betätigung und Belastung vermeiden (z. B. einseitiges Tragen von Schultaschen).

Ss: Mit Bodenkontakt, Wirbel für Wirbel hochziehen, bis es bei den Ohren zu spüren ist. Zurück im Wechsel (Abb. 180).

Eine Hand ins Hohlkreuz, eine in den Nacken, Wirbelsäule im Rhythmus dagegen federn (Abb. 181).

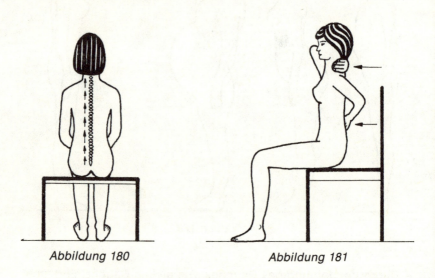

Abbildung 180   Abbildung 181

Oberkörpereinheit aus dem Hüftgelenk (wie ein Taschenmesser) weit nach vorne führen, Brust berührt das Knie, ganz langsam aufrichten (Abb. 182).

Mit der Oberkörpereinheit abwechselnd re/li zum Nachbarn wenden, Arme mitnehmen (Abb. 183).

St: Handfläche auf die Hosennaht, abwechselnd re/li am Bein hinunterführen (Abb. 184).

Auf der Scheibe, Hüfte schwingt re/li, Schulter entgegengesetzt (Abb. 185).

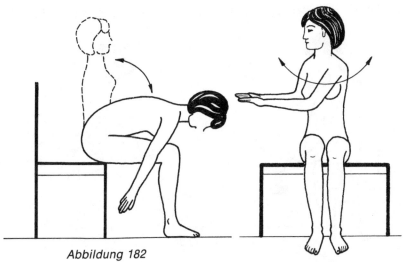

Abbildung 182

Abbildung 183

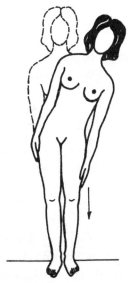

Abbildung 184

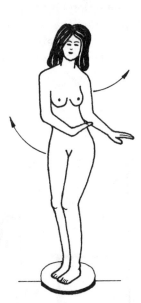

Abbildung 185

Aufheben diverser Gegenstände re/li, vorne/hinten (Abb. 186).

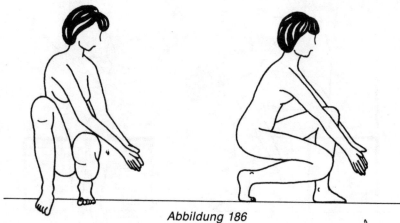

Abbildung 186

Bs: Arme hoch, Oberarme nahe den Ohren, Oberkörpereinheit vorfedern. („Ohren nicht auf Schultern ziehen.") (Abb. 187)

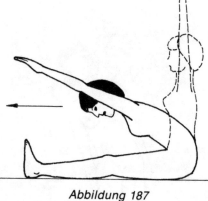

Abbildung 187

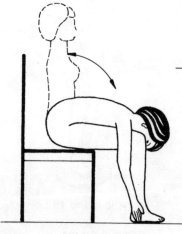

Abbildung 188

Ss: Beine gegrätscht, re Hand auf re Knöchel, Oberkörper auf re Bein federn, Ohr berührt das Knie. Langsam aufrichten, dann links (Abb. 188).

Wirbelsäulenpflege: Sollte durch Vermeidung einseitiger Belastung (z. B. das Tragen von Schultaschen bei Kindern bzw. einseitiges Tragen von Lasten immer nur mit derselben Hand) sowie durch körpergerechte Schuhe und mineralstoffreiche, naturgerechte Nahrung betrieben werden. Wirbelsäulenpflege sollte bereits beim Säugling beginnen!
Vorsicht vor zu frühem Aufsitzen oder Gehen des Kindes, da die Wirbelsäule noch nicht verknöchert ist. Neueste Statistiken ergaben, daß nach der Zahnkaries Deformierungen der Wirbelsäule durch Beckenschiefstand, denaturierte Nahrung, Bewegungsmangel und Muskelschwäche bei Kindern am häufigsten feststellbar sind. Zur Regeneration der Wirbelsäule sei auch noch darauf hingewiesen, daß durch die aufrechte Haltung des Menschen der sog. Gallertkern, der wie ein Wasserkissen zwischen den Bandscheiben der Wirbelsäule liegt, zusammengedrückt wird. Dieses Phänomen bewirkt auch, daß der gleiche Mensch morgens um einiges größer ist als abends. Daraus wiederum läßt sich ableiten, wie wichtig zur Erholung unseres Körpers die Entlastung der Wirbelsäule durch ausgestreckte Lage des Körpers ist.

Wirbelsäulenveränderungen: Sie werden z. B. durch schlechte Körperhaltung hervorgerufen und können wiederum die verschiedensten Organstörungen oder Krankheitssymptome verursachen.

Wissen: Objektiv alles wissenschaftlich Nachvollziehbare, subjektiv die innere Erfahrung.

Z

Zähne: Gesunde Zähne sind wohl ein Geschenk der Natur. Sie zu erhalten, ist jedoch unsere persönliche Aufgabe. Gutes Kauen und richtiges Einspeicheln sind Grundvoraussetzungen für ein dauerhaftes Gebiß.
Vollwertige ausgewogene Nahrung liefert dem Organismus alle essentiellen Stoffe. Ist die Ernährung einseitig, z. B. durch zu hohen Verzehr von tierischem Eiweiß (das nicht nur Fleisch und

Fisch, sondern auch Milchprodukte enthalten, dann kommt es häufig zur gefürchteten Paradontose. Einschränkung des tierischen Eiweißes bzw. Nahrungsergänzung mit dem Lebenssalz Kalium phosphoricum bringt rasch Besserung.

Als selbstverständlich sollten die Zahnpflege (nach jedem Essen Zähne putzen) und die regelmäßige Kontrolle der Zähne betrachtet werden.

Dr. Sam Ziff und Prof. Th. Till berichten in ihrem Buch „Amalgam, die toxische Zeitbombe" unter anderem folgendes: Quecksilber wird in der Zahnmedizin verwendet. Das Material, um das es dabei geht, heißt Amalgam. Aus der Physik ergibt sich die Frage, was passiert, wenn zwei ungleiche Metalle in eine elektrolytische Flüssigkeit – wie sie der menschliche Speichel darstellt – gelangen?

Wenn Sie Amalgamfüllungen haben und mit gesundheitlichen Problemen belastet sind, sollten Sie auch diesen Faktor beachten.

Zehen (siehe auch Beine u. Füße): Die großen Zehen gehören zum Trageapparat des Menschen. Sie werden, einschließlich des ersten Mittelfußknochens, von kräftigen Muskeln umschlossen, die tunlichst – wie alle Zehen – aktiviert werden sollten.

Zeitgeist: Geist eines Zeitalters, z. B. Fischezeitalter, das von C. G. Jung als Zeitalter Christi dargestellt wurde.

Zentren: Quellzonen für Aktivitätswechsel (Quer-, Längs-, Ruhespannung). Für die Körpereinheit ist die muskelstarke Körpermitte, für das Gesicht der Naseneingang die Energie-Verteilerzone.

Zentren des Bewußtseins (siehe unter Chakra).

Ziehen: Ist in der Ismakogie der Muskelzug, bei dem die ganze Muskelkette in Anspruch genommen wird.

Ziel: Jedes erreichte Ziel ist nur eine Stufe einer unendlichen Leiter, ist Etappe eines endlosen Entwicklungsweges.

Zorn: Wie bei Angst, Haß und Neid werden auch bei diesen Gefühlsausbrüchen Gifte produziert, die uns negativ beeinflussen.

Zungenbelag (weißer): Läßt auf einen gestörten Gesundheitszustand schließen, ebenso Zahneindrücke an der Zungenspitze.

Zungenmuskulatur (siehe auch unter Gesicht [Mund]): Die Zunge ist äußerst beweglich und läßt sich zusammen mit Gaumen und Kehldeckel als das Organ der Geschmacksempfindung bezeichnen. Bei richtiger muskulärer Führung liegt die Zungenspitze an den unteren Schneidezähnen.

Übungen:
Wie unter Mund-Lippen beschrieben.

Täglicher Pflegetip: Nicht nur die Zähne, sondern auch die Zunge bürsten (mit der Zahnbürste!).

Zusatzübungen (siehe nächste Seite).

Zusatzübungen: Imaginäre ganzkörperliche Übungen **mit der Zahl Acht** (Achterschlinge). Sämtliche Übungen können sowohl im Liegen als auch im Stehen durchgeführt werden, einzelne überall und jederzeit (Theaterpause, Caféhaus, Telefongespräch usw.).
Die Zahl 8 steht für ein Naturgesetz der menschlichen Bewegung. Beim Schwimmen führen wir ständig Bewegungen mit Armen und Beinen durch, die einer liegenden Acht entsprechen.

1. Aktivierung sämtlicher Zehen bzw. Gelenke
Kreuzungspunkt Gelenk, rechts beginnend

2. Aktivierung des Quergewölbes
Kreuzungspunkt 3. Zehe

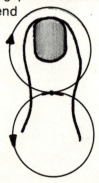
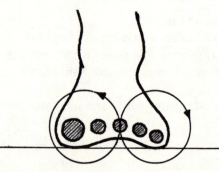

3. Aktivierung des Längsgewölbes, Kreuzungspunkt zwischen 2. und 3. Mittelfußknochen, günstig bei Senk- und Plattfuß

4. Ganzkörperliche Schwingung
Kreuzungspunkt zwischen beiden Füßen

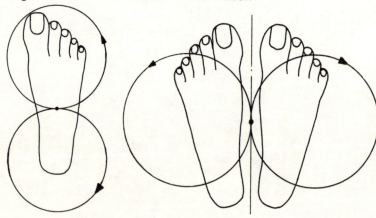

5. Aktivierung der Knöchel
Kreuzungspunkt zwischen den Fersen

6. Aktivierung der Kniegelenke
Kreuzungspunkt zwischen den Knien

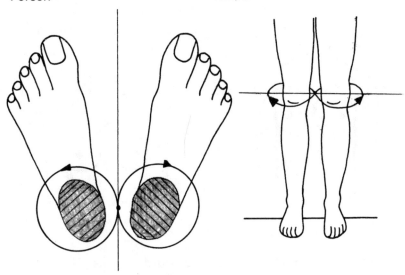

7. Aktivierung des Energiezentrums (Wurzel- oder Kundalinichakra) knapp über dem Schambein
Kreuzungspunkt Schambein

8. Aktivierung des Energiezentrums (Beckenzentrum) ca. 2 cm unterhalb des Nabels
Kreuzungspunkt Bauchmitte

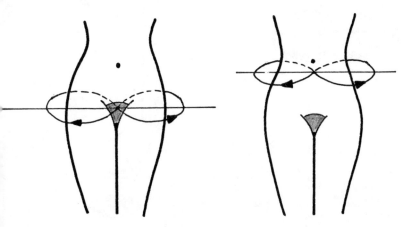

9. Aktivierung des Brustmuskels und der Thymusdrüse
Kreuzungspunkt Brustbein

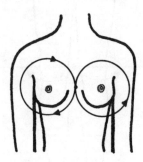

10. Aktivierung der Schulterpartie (bei vorgezogenen Schultern, Beschwerden im Schulterbereich)
Kreuzungspunkt Brustbein

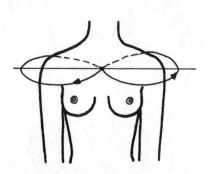

11. Aktivierung der Mundpartie (zum Lockern der Lippen und zur Erhaltung eines jugendlichen Mundes)
Kreuzungspunkt Mundmitte

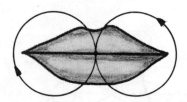

12. Aktivierung des Augenringmuskels
Kreuzungspunkt Gesichtsmitte (=Hypophyse)
Diese Übung lockert auch Verspannungen der Nackenmuskulatur und wirkt beruhigend auf das Nervensystem

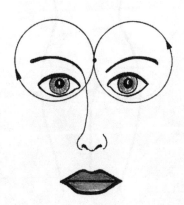

13. Aktivierung der Rückenpartie (fördert einen schmalen und schlanken Rücken) Kreuzungspunkt Wirbelsäule zwischen den Schulterblättern

14. Aktivierung des gesamten Rückens Kreuzungspunkt Wirbelsäule in der Lendengegend. Übung sowohl nach rechts als auch links ausführen

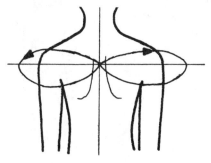

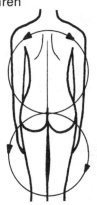

15. Aktivierung ganzkörperlich dorsal (Rückenpartie) Kreuzungspunkt Wirbelsäule in der Lendengegend

16. Aktivierung ganzkörperlich ventral (Vorderpartie) Kreuzungspunkt ca. 2 cm unter dem Nabel

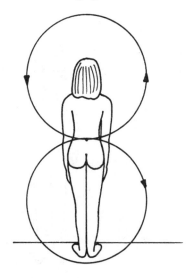

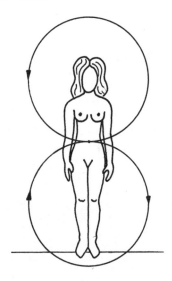

Imaginäre ganzkörperliche Übungen **mit der Zahl Drei** (Dreieck). Diese Übungen werden im Stehen durchgeführt. Einzelne Übungen können jederzeit auch im Sitzen (Telefonat, Wartezimmer, Parkbank und U-Bahn) ausgeführt werden.

1. Beide Beine in Verbindung mit Energiezentrum (Wurzelchakra); achten auf verstärkten Kontakt des Fußaußenrandes
– links – rechts schwingen
– beide Füße federn bodenwärts
steigert den Energiefluß

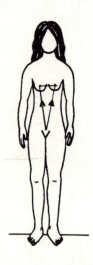

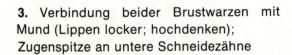

2. Verbindung Wurzel-Energiezentrum zu beiden Brustwarzen (hochdenken);
hebt und strafft die Brust

3. Verbindung beider Brustwarzen mit Mund (Lippen locker; hochdenken);
Zugenspitze an untere Schneidezähne

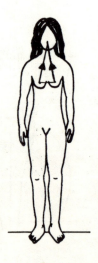

4. Verbindung Mund mit beiden Augen zum äußeren Augenwinkel hindenken
belebt den Ausdruck der Augen – sie strahlen förmlich!

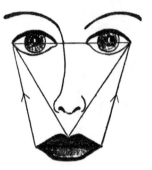

5. Verbindung der äußeren Augenwinkel zur Hypophyse hält Ihr Gesicht straff, beugt Falten vor

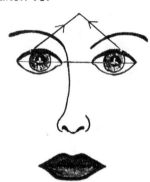

6. Verbindung Füße (leichte Grätsche) zum Scheitel (Energiezentrum = Glockenzentrum) (guter Bodenkontakt)
Sie stehen mit „beiden Beinen" im Leben

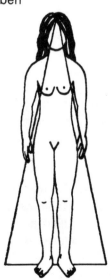

7. Dorsale Übungen (Rückenpartie); Dreieck in Form des Kapuzenmuskels
lockert Verspannungen im Schulterbereich

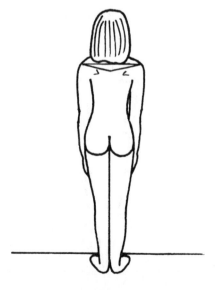

8. Dreieck in Höhe des unteren Schulterblattrandes formt einen schmalen Rücken

9. Dreieck bis zur Höhe des Steißbeines zur Aktivierung der Wirbelsäule

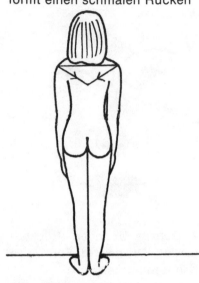
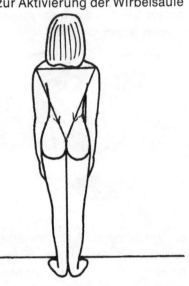

10. Dreieck von Schultern bis zur Ferse
formt den Körper, aktiviert die Sinne

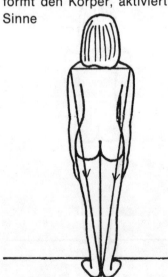

Übungen im Kreis: Schwingen Sie sich mit Ihrer Familie in ein neues Lebensgefühl

● leichte Grätsche einnehmen, sich mit dem Partner durch Berührung der gestreckten Handflächen verbinden

rhythmisches Schwingen:
   rechter Fußaußenrand
   linker Fußaußenrand
   abwechselnd

Schlußwort

Das Wissen, daß das jeweils Erreichte kein Endzustand ist, sondern die Entwicklung fortschreitet, wird für uns zur Kraft des Vollbringens.

Impressionen einer Seminarteilnehmerin:
Eine Kraft beherrschte meinen Körper!
Er wurde benutzt als Instrument meiner Seele ...
Ich spürte mein Wachsen, mein Einswerden mit dem Universum.
So wuchs ich und wuchs, und die Schatten meiner Selbst wurden zum Unvergänglichen.
Nonverbales löste sich los aus meinen Gedanken, wurde plastisch geformt und kehrte in meine Seele zurück.
Ich habe mich selbst gespürt, empfunden, berührt!
Bin ich jetzt wieder allein?
Nein, denn ich lebe ab jetzt mit Ismakogie!

Christiane C.

Wien, im Januar 1984

Nähere **Informationen** über Vorträge, Kurse und Ausbildung:
IKOS-Austria
Institut und Schule für Ganzheitskosmetik
A-1070 Wien, Schottenfeldgasse 77
Tel. (0222) 93 75 02

Fußnotenverzeichnis

[1]) **Einheit:** Die in sich geschlossene Vielheit als Ganzes: Körper – Seele – Geist
[2]) **Kosmetik:** Körper- und Schönheitspflege; kosmein (griech.) = ordnen, schmücken
[3]) **Mensch** (lat. mens = Geist): Mensch = Mikrokosmos
[4, 4a]) **Kosmos** (griech.) = Weltall = Universum = Makrokosmos
[5]) **Anatomie** (griech.): Wissenschaft vom Körperbau = Zergliederungskunst
[6]) **OMAN** = Engl. Theologe und Philosoph
[7]) **Bodenkontakt** = Richtige Verteilung des Körpergewichtes. Der nackte Fuß erzeugt beim Gehen im Sand einen typischen Abdruck, bei dem die Ferse tiefer in den Sand eingedrückt wird als der Fußballen. Dies ist der natürliche Funktionsabdruck des aktiven Fußes.
[8]) **Urbewegung:** Ur = bezeichnet d. Anfang, Echtheit; den idealen Zustand der Entstehung
[9]) **Evolution:** Entwicklung als kosmisches Gesetz
[9a]) **WAERLAND, Are:** Finn. Ernährungsreformer, Mediziner, Philosoph; führte die Verwendung von Rohkost als Heilnahrung ein
[10]) **POPÄA, Sabina:** Zweite Gemahlin Neros; ehrgeizige, skrupellose Frau
[11]) **WILDE, Oscar:** Anglo-irischer Schriftsteller; vertrat in Essays Schönheitskultur und freie Moral
[12]) **HATHOR:** Altägypt. Kuhgöttin, Göttin der Schönheit, die früh zur Himmelsgöttin wurde
[13]) **APHRODITE:** Griech. Göttin der Liebe, der Schönheit und der Fruchtbarkeit, Tochter des Zeus. Nach anderer Version: dem Schaum des Meeres entstiegen
[14]) **VENUS** (lat.): Röm. Göttin des Frühlings und der Gärten, später Göttin der Liebe und Schönheit
[15]) **Philosophie** (griech.): Liebe zur Weisheit; Wissenschaft, die die Welt und die Stellung des Menschen in ihr zu erkennen sucht, das Sein im Ganzen. Philosoph (griech.) = Lehrer, Forscher
[16]) **Ästhetik** (griech.: Aisthesis = Wahrnehmen); Lehre des Gesetzes der Kunst, des Schönen und der Natur
[17]) **HERAKLIT** (griech. Philosoph): Menschenverachtender Einsiedler; beeinflußte das Denken der Renaissance = Hegel und Nietzsche
[18]) **PLATO(N):** Griech. Philosoph; im Zentrum seines Denkens steht die Ideenlehre. Oberste Idee = Idee des Guten. Bewegende, ordnende Kraft ist der Geist, die Seele ist für Plato unsterblich. Platos größter Schüler = Aristoteles
[19]) **POLYKLET** (griech. Bildhauer): Schrieb ein Buch über Proportionen des menschlichen Körpers
[20]) **ARISTOTELES** (griech. Philosoph und Naturforscher): Neben Plato größter Denker des Altertums, Begründer der wissenschaftlichen Logik
[21]) **PYTHAGORAS** (griech. Philosoph): Er lehrt die Seelenwanderung und damit Trennung von Seele und Leib; er verlangte Vervollkommnung durch sittlichen Lebenswandel, gründete eine religiöse Bruderschaft (Pythagoräer)
[22]) **ROUSSEAU, J. Jacques:** Schweizer Philosoph und Schriftsteller; verlangte die

Rückkehr zum einfachen Leben in Verbindung mit der Natur; Forderung nach naturgemäßer Entfaltung des jungen Menschen. Schrieb preisgekrönte kulturkritische Abhandlungen.

[23]) **Schiller, Friedrich von:** Bedeutender deutscher Dichter, Mediziner, Freund Goethes. Für ihn war die Kunst eine Macht, in ihrer frei erscheinenden Schönheit dem Menschen Zugang zur Sittlichkeit und Humanität zu erschließen. Bekannte Werke: Don Carlos, Jungfrau v. Orleans, Wilhelm Tell, Die Braut von Messina, Maria Stuart, Wallenstein, Die Räuber, Das Lied von der Glocke, Der Taucher, Die Kraniche des Ibykus ...

[23a]) **Dr. Drobil, Rudolf:** Österreichischer Arzt

[23b]) **Rückert, Friedrich:** Deutscher Dichter (spätromant. Lyrik)

[23c]) **Hesse, Hermann:** Deutsch-schweizer. Dichter. Klärung und Vereinbarung der Gegensätze von Geist und Ethos mit Natur u. sinnlicher Schönheit, von westl. u. östl. Lebensweisheit beeinflußt

[24]) **Körper:** Außer bei den sichtbaren materiellen Körperformen in Mineral, Pflanze, Tier und Mensch wird noch gesprochen von einem Empfindungskörper (= Ebene), entwickelt in der Pflanzenwelt, einem Gefühlskörper oder Astralkörper, entwickelt in der Tierwelt, und einem Denk- oder Mentalkörper, entwickelt im Menschen bis hin zum Bewußtsein. Für diese vier Evolutionsstufen gibt es auch in den östlichen Religionen entsprechende Bezeichnungen. Über dieser körperlichen Vierheit steht der dreifältige Geist- oder Gottesbereich, so daß meist insgesamt vom siebenfachen Menschen gesprochen wird.

[25]) **Geist** (griech. pneuma = Hauch, Atem; Sanskrit = Atman, Puruska.): Bewußtseinsbasis, die nach dem Sinn des Lebens fragt; auch Individuum, Uratom mit Urerinnerung genannt; er unterscheidet den Menschen vom Tier. Als Emanation Gottes ist er unsterblich und unveränderlich.

[26]) **Seele** (griech. = psyche; lat. = anima/animus; Sanskrit = manas): Lichtkörper, Lebensträger, Mittler zwischen Geist und Materie; ebenfalls unsterblich; Träger des Karmas bzw. der Erbsünde. Sitz des Archetypischen, Unbewußten bzw. Unterbewußten. Gefühlskörper, veränderlich, entwicklungsfähig.

[27]) **Herz:** Das Herz ist die Sonne des Organismus und das Organ der psychischen Energie im Menschen; Wohnstätte des Bewußtseins

[28]) **Leibniz, Freiherr von:** Deutscher Naturforscher, Philosoph, Mathematiker, Historiker, Politiker; Monadenlehre

[29]) **Monadenlehre:** Monaden sind geistige Kraft-Einheiten. Gott ist die Urmonade. Was uns als Körper erscheint, ist ein Aggregat von Monaden. Auch die Seele ist eine Monade. Mineralien und Pflanzen sind schlafende Monaden mit bewußten Vorstellungen. Tiere sind Monaden mit Vorstellungen und Gedächtnis. Menschen sind Monaden mit klaren, deutlichen Vorstellungen. Eigengesetzlichkeit jeder Monade stimmt mit der Gesetzlichkeit des Kosmos überein.

[30]) **Metaphysik** (griech.): Ursprüngliche Bezeichnung für die Bücher des Aristoteles, die hinter (meta) den Werken über Physik eingeordnet waren und die erste Philosophie enthielten; idealistische Lehre vom Seienden

[31]) **Prästabilisierte Harmonie** (lat.): Nach Leibniz die von Gott geschaffene Übereinstimmung zwischen Seele und Körper bzw. zwischen allen Substanzen

[32]) **Ich:** Beginn der Ich-Bildung im 1. Lebensjahr, verständnisvoller Gebrauch des Wortes „ich" erst ab Ende des 2. Lebensjahres; wichtig für die seelische Entwicklung ist es, die Bildung und Stärkung des Ichs zu unterstützen. (Siehe S. Freud, Kant.)

[33]) **Tod** = Die Begrenzung des aktiven Lebens der Seele im Fleisch, solange sie noch ein dunkles Unterbewußtsein (= Karma) hat, um ohne materiellen Körper in Passivität zur Ruhe zu kommen und sich auf eine neue Inkarnation vorzubereiten. Leben und Tod haben ihre Parallele im Wachen und Schlafen des Körpers.

[34]) EINSTEIN, **Albert:** Deutscher Physiker; Relativitätstheorie, Quantenhypothese des Lichtes (Einsteinsches Äquivalenzgesetz); erweiterte grundlegend das Weltbild der physikalischen Forschung

[35]) **Nonchalance** (frz.): Die Unbekümmertheit, Lässigkeit, formloses Benehmen

[36]) **Introversion** (lat.): Innenbewegung; verschlossene, zurückgezogene Haltung eines Menschen, dessen psych. Energie vorwiegend auf die eigene Innenwelt gerichtet ist. C. G. Jung: „Der introvertierte Mensch wendet sich der Welt nicht vorbehaltlos zu, sondern sieht sie unter subjektiven Gesichtspunkten."

[37]) **Pharao** = Bezeichnung der ägypt. Könige im alten Ägypten

[38]) AMENOPHYS III (ägyptisch): Amun ist zufrieden; brachte durch seine friedliche Politik und Handel das neue Reich auf seinen Höhepunkt. Amenophys: Name mehrerer ägyptischer Könige der 18. Dynastie, Amenophys I = Begründer des Königsgräbertales Theben. Amenophys IV = Sohn des Amenophys III = Gemahl der Nofretete, nahm den Namen Echnaton an.

[39]) GOETHE, **Johann Wolfgang von:** Bedeutender deutscher Dichter, geheimer Rat, Forscher (Farbenlehre); berühmte Werke: Die Leiden des jungen Werthers, Götz von Berlichingen, Faust, Egmont, sowie Gedichte und Hymnen.

[40]) **Biochemie** = Wissenschaft von den molekularbiol. Vorgängen der belebten Welt. Die Erkenntnisse der Biochemie eröffneten der Medizin neue Möglichkeiten für Diagnose und Therapie. Biochem. Heilmethode von Dr. W. H. Schüssler

[41]) Siehe [3])

[42]) KONFUZIUS (lat., aus dem Chines.: Kung-fu-dse): Chin. Philosoph

[43]) **Polarität** (griech.-lat.): Verhältnis wechselseitiger Entgegensetzung und gleichzeitiger Bedingung = Gegensatz

[44]) **Aura** (griech. = Hauch): Ausstrahlung von Pflanzen, Tier und Mensch. Kann von medial veranlagten Menschen gesehen werden. Pathologische Veränderungen wie Krankheiten und Alterserscheinungen manifestieren sich sofort durch Farb- und Formveränderungen der Aura. Damit läßt sich der Gesundheitszustand eines lebenden Organismus bzw. ein Krankheitsbeginn erkennen.

[45]) KIRLIAN, **Semjon Davidowitsch:** Sowjetischer Elektrotechniker; entdeckte 1939 erstmals fototechnisch das Phänomen der Aura. Die Kirlian-Fotografie ist mittlerweile eine anerkannte wissenschaftliche Methode, mit deren Hilfe das bisher Unsichtbare lebender Organismen sichtbar gemacht werden kann.

[46]) **Kausalität** (lat. causa = Ursache): Die Naturwissenschaft lehrt, daß gleiche Ursachen stets gleiche Wirkung haben (Kausalgesetz). Auch die Physik, Mathematik und Philosophie wenden das Kausalitätsprinzip an.

[47]) CAPRA, **F., Prof. Dr.:** Bedeutender Physiker der Gegenwart

⁴⁸) **Hopi-Indianer:** Nordamerikanischer Indianerstamm
⁴⁹) **Ökologisch** (griech.): Beziehung zwischen Lebewesen und Umwelt, z. B. Pflanze – Boden – Klima. Ökologie: Wissenschaft von den Beziehungen der Systeme von Organismen zu ihrer Umwelt
⁵⁰) **Ökonomie** (griech., lat.): Hauswirtschaft, Wirtschaftlichkeit
⁵¹) BARON, **Heinz, Prof. Dr. med.** (deutscher Wissenschaftler): Erfinder der grünen OP-Bekleidung und des Hansaplast
⁵²) GÜMBEL, **Dietrich, Dr.**: Deutscher Biologe und Naturwissenschaftler
⁵³) PARACELSUS (Theophrastus Bombastus von Hohenheim): Gebürtiger Schweizer; Arzt und Naturphilosoph
⁵⁴) LENIN, **Wladimir Iljitsch:** Russ. Staatsmann
⁵⁵) WAERLAND, **Ebba:** Philosophin und Ernährungsphysiologin
⁵⁶) Siehe ²⁵)
⁵⁷) **Glaube:** Was wir nicht rationell beweisen können, gehört in den Bereich des Glaubens
⁵⁸) **Schicksal** (lat.: fatum; griech.: moira): Der Inbegriff der unpersönl. Mächte, die das Leben des Menschen (oder eines Volkes) bestimmen. Im Christentum ist die Vorstellung vom Schicksal durch die der göttl. Vorsehung (Geschick) ersetzt. Alles was uns *geschickt* wird, wird uns auf Grund des Naturgesetzes von Ursache und Wirkung geschickt. Wir allein sind für unser Schicksal verantwortlich, niemand sonst. Akzeptieren wir daher auch die heutigen Umstände, in denen sich jeder einzelne von uns befindet, denn wir haben sie uns selbst zu verdanken.
⁵⁹) **Karma** (Sanskrit = „Tat"): Nach den indischen Religionen gemeinsamer Begriff für die aus den guten und bösen Taten resultierende Kraft; bewirkt die Wiedergeburten (Seelenwanderungen)

Literaturübersicht

Titel:	Autor:
ABC – der Kosmetik	F. GUSKE
Aktion Vorrang für Volksgesundheit	Gesellschaft für Information d. Öffentlichkeit
Akupunktur Kosmetik	H. A. GLOSEMEYER
Amalgam – die toxische Zeitbombe	Dr. ZIFF, Prof. TILL
Atlas der Elektroakupunktur nach VOLL	Dr. J. RUF
Auch dazu ward ihm der Verstand	G. WURSTER
Autogenes Training	Dr. F. WALLNÖFER
Befreite Bahnen	Dr. P. E. DENNISON
Behandlungsverfahren der Kosmetik	MÖLLER
Beschreibende und funktionelle Anatomie des Menschen	K. TITTEL
Bewegung – Menschenrecht auf Leben, versch. Artikel	Bewegung – Menschenrecht auf Leben
Biochemielexikon nach Dr. SCHÜSSLER	Dr. K. KIRCHMANN
Blumen, die durch die Seele heilen	U. B. PUNGER
Blut- und Säftereinigung	Dr. E. RAUCH
Botschaften aus dem Mutterleib	H. G. TIETZE
Chemie im Haushalt	Öko-Institut Freiburg
Colortherapie	H. SCHIEGL
Das Muskelspiel des Menschen	H. HOEPKE – A. LANDSBERGER
Das Vaterunser in 60 Sprachen	Evangel. Bibelwerk
Der auferstandene Gott und gesamm. Werke des Agni Yoga	LEOBRAND
Der Mensch	Tesshoff Verlag
Die Botschaft deines Körpers	K. TEPPERWEIN
Die Botschaft der Körpersprache	C. BONNAFONT
Die Fußreflexzonen	Dr. E. SEDLACEK
Die große Lebensharmonie	A. WAERLAND
Die Macht der Gedanken	A. WAERLAND
Die menschliche Bewegung	D. JACOBS
Die milde Ableitungsdiät	Dr. E. RAUCH
Die unendliche Quelle ihrer Kraft	Dr. J. MURPHY
Die Wirbelsäule – Säule der Gesundheit	A. WAERLAND
Einführung in die Akupunktur	Dr. J. BISCHKO
Einführung in die manuelle Lymphdrainage nach Dr. VODDER	H. u. G. WITTLINGER
Funktionelle Bewegungslehre	S. KLEIN-VOGELBACH
Ganzheitsmedizinische Hauttherapie mit Heilkräuteressenzen	Dr. D. GÜMBEL
Geschichten, die die Füße erzählt haben	E. D. INGHAM
Gesichtsgymnastik	Dr. R. DROBIL

Gesundheit u. Leistungsfähigkeit durch Verbesserung d. eigenen Lebensbedingungen	Dr. K. SCHMIEDECKER, Dr. G. ZUCHRISTIAN
Güte zum Leben	SHANKARA
Goldene Ernte der Liebe	White EAGLE
Handbuch alternativer Heilwesen	A. HILL
Harmonie der Gesichtszüge	Dr. Ch. BOUD
Heilatmung für jeden	Dr. Erwin GROSS
Heilkräfte der Farben	Prof. L. EBERHARD
Hygiene und Mikrobiologie	Prof. Dr. J. R. MÖSE
Ismakogie – gesammelte Werke	Prof. Anne SEIDEL
Isometrisches Muskeltraining	Dr. Th. HETTINGER
Kleidung, unsere 2. Haut	J. P. LEHMANN
Kosmetik International, 5 und 10/84	Dr. W. SCHWEINSHEIMER, Ingrid KUNZE – Tessner-Verlag
Kraft und Trost in einsamen Stunden	Ebba WAERLAND
Leben kann Freude sein	N. V. PEALE
Leben nach dem Tod	Dr. MOODY
Lehrbuch der Biochemie	Dr. HICKETHIER
Millionen könnten besser sehen	M. B. ROSAUES-BERRETT
Mit Freude Frau sein. Teil 1 und 2	Ingrid TROBISCH-RÖTZER
Nutze die Heilkraft unserer Nahrung	Dr. E. SCHNEIDER
Pendel und Wünschelrute	Georg KIRCHNER
Polarity-Übungen nach Dr. STONE	Dr. E. REIFFENSTEIN
Reinkarnation im Neuen Testament	J. M. PRYSE
Sanfte Hände	LEBOYER
Säure-Basenhaushalt	BIRCHER-RAY
Säure-Basenhaushalt	Dr. W. DEMMER
Schönheit und ihr Training	Dr. K. SCHMIEDECKER
Sein und Erscheinung	K. LUGMAYER
Talmud Imanuel	Freie Interessensgemeinschaft für Grenz- und Geisteswissenschaften und Ufologiestudien
Verborgene Kräfte der Metalle	M. UYLDERT
Vernünftige Ernährung	H. VOITL/E. GUGGENBERGER
Wir entdecken unseren Körper	Dr. Rudolf HUNZIKER
Yoga am Arbeitsplatz	Gerlinde FIEDLER

Notizen

Notizen

Notizen

Notizen

EDER, Manfred, TILSCHER, Hans

DU UND DEINE WIRBELSÄULE. Was Dir fehlt. Was Dir schadet. Was Dir hilft.

Leicht und zugleich unterhaltsam lesbar, informiert dieses Buch den Patienten darüber, was alles auf seine Wirbelsäule Einfluß nimmt, was ihm schadet und was ihm hilft.

3. Auflage, 144 S., 34 Abb., kt.   DM 28,80; öS 198,—

HOLUB, Karl

RATGEBER FÜR IHRE GESUNDHEIT

Allgemeine Grundsätze für ein gesundes Leben müssen im Einzelfall entsprechend der persönlichen Erfahrung mit dem eigenen Körper öfter modifiziert werden. Dieses Buch soll jedem die Grundlagen vermitteln, damit er herausfinden kann, was speziell für ihn gut ist und was nicht.

184 S., kt.   DM 28,80; öS 198,—

LAYR, Sieglinde

NAGOYA

Ein poesiehafter Bildband mit Bildern von Sieglinde Layr und Gedichten von Harald Urbanek. Text handgeschrieben von der Künstlerin selbst.

104 S., 40 Farbtafeln,
17 Abb., 25 × 28 cm, Ln. geb.   DM 85,—; öS 590,—

**VERLAG WILHELM MAUDRICH
WIEN – MÜNCHEN – BERN**